图字：01-2021-2121号

쉬운 인체 백과 © 2011, by Hyoreewon ALL rights reserved Translation rights arranged by HyoreeWon Press, Ltd. through Shinwon Agency Co., Korea and CA-LINK International LLC Simplified Chinese Translation Copyright © 2021 by People's Oriental Publishing & Media Co., Ltd.

中文简体字版专有权属东方出版社

图书在版编目（CIP）数据

身体冷知识大全 / 韩国人体研究所 著；（韩）柳贞研 绘；王端 译 . —北京：东方出版社，2021.9
书名原文：Easy Human Encyclopedia
ISBN 978-7-5207-2329-9

Ⅰ.①身…　Ⅱ.①韩…②柳…③王…　Ⅲ.①人体—儿童读物　Ⅳ.① R32-49

中国版本图书馆 CIP 数据核字（2021）第 149762 号

身体冷知识大全
（ SHENTI LENGZHISHI DAQUAN ）

策 划 人：郭伟玲
作　　者：韩国人体研究所
绘　　者：［韩］柳贞研
译　　者：王 端
责任编辑：黄 娟　郭伟玲
责任审校：金学勇
出　　版：东方出版社
发　　行：人民东方出版传媒有限公司
地　　址：北京市西城区北三环中路 6 号
邮　　编：100120
印　　刷：北京联兴盛业印刷股份有限公司
版　　次：2021 年 9 月第 1 版
印　　次：2021 年 9 月第 1 次印刷
开　　本：880 毫米 ×1230 毫米　1/20
印　　张：10
字　　数：30 千字
书　　号：ISBN 978-7-5207-2329-9
定　　价：98.00 元
发行电话：（010）85924663　85924644　85924641

版权所有，违者必究
如有印装质量问题，我社负责调换，请拨打电话：（010）85924602　85924603

身体冷知识大全

韩国人体研究所　著

［韩］柳贞研　绘

王　端　译

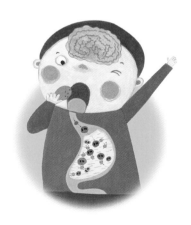

人民东方出版传媒
People's Oriental Publishing & Media
东方出版社
The Oriental Press

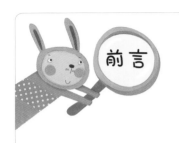

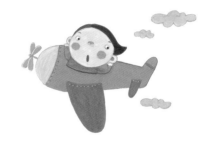

钱，名誉，健康。

这里面什么是最重要的？

不知道你听过下面这句话吗？

"人如果丢了钱的话，失去的只是一点点；丢了名誉的话，会失去很多；丢了健康的话，失去的就是全部。"

人活着，金钱当然是必需的，但名誉也很珍贵。

即使拥有很多钱，享有了很高的名誉，一旦病到什么都干不了的程度，甚至生命垂危，那么金钱和名誉就全都变得一点用处也没有了。

所以，我们要珍惜健康的身体，快乐地生活。

那么，保持健康的方法是什么呢？

首先是要了解我们的身体。

当你对身体了解得越多，就越会发现它的神奇之处。身体里，居然会有 206 根骨头，很多吧？

还有，你知道流淌着我们温热血液的血管有多长吗？据说，一个人体内的血管如果接在一起，可以绕地球两圈半。

我们的书里，不光有关于身体的知识，还有很多像"听障人士为什么说不了话""视障人士怎样看书"这样的关于人们在共同生活中应该了解和互相分享的知识。

当然还包括小朋友们平时都很好奇的，比如"为什么会流眼泪？""放屁为什么会有臭味呢？"这类问题的答案。当我们对自己的身体更加了解之后，就会知道幸福生活的秘诀。

对了，就像保持身体健康一样，维护我们心灵的健康也同样重要哦。

传说印第安人在骑马狂奔时，会故意停下来站一会儿。因为要等一等，让自己的灵魂跟上来。

希望小朋友们在读过这本书之后，都能收获健康的身体和心灵，过上幸福的生活。

我们的身体内部长什么样？

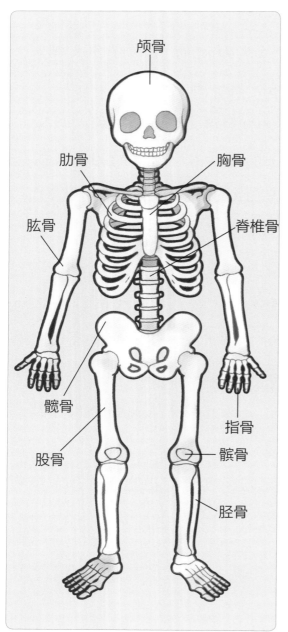

颅骨

肋骨　胸骨

肱骨　脊椎骨

髋骨

指骨

股骨　髌骨

胫骨

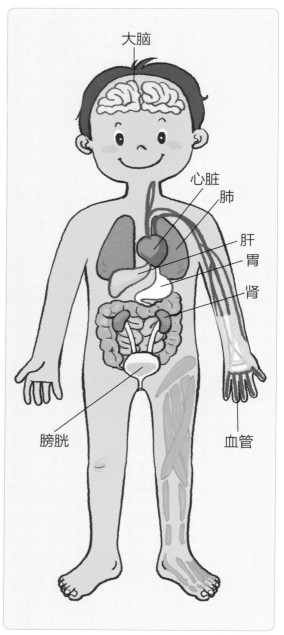

大脑

心脏　肺

肝　胃　肾

膀胱

血管

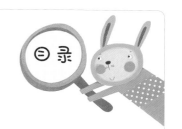

目录

似懂非懂的身体

宝贵的身体

神奇的身体

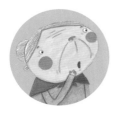
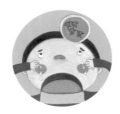
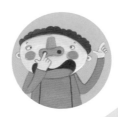

似懂非懂
的身体

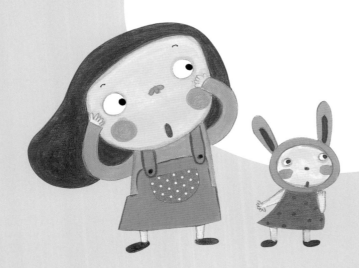

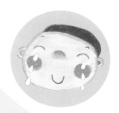 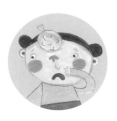 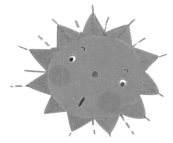

年纪大了为什么头发会变白?

为什么打哈欠的时候会流眼泪?

耳屎不挖出来的话会怎样?

鼻屎是怎么形成的?

向似懂非懂的身体出发吧!

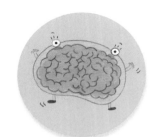

努力的话
可以变聪明吗？

每个人出生的时候，智力都是不一样的。

然而，如果努力的话，头脑是可以变得更聪明的。

妈妈们如果发现自己的脸上长了皱纹，会不开心。但是，大脑的"皱纹"越多，却代表着人的智力越好。这是因为大脑的"皱纹"越多，就意味着大脑中的神经元相互连接得越多，人的头脑就越聪明。

那么，怎么做才能让头脑变得更聪明呢？多读书，多思考，就会使大脑神经元互相连接，脑子变得更好。儿童时期正是大脑发育的活跃时期，所以，请小朋友们从现在开始多读书、多思考吧。

怎么样？变聪明的方法很简单吧？对了，智力与头的大小是没有关系的，并不是头越大就越聪明。所以，如果你头小的话，也一定不要伤心啊。

知识拓展

吃金枪鱼、青花鱼等背部是蓝色的鱼类，或牛奶、豆腐之类营养丰富的食物，也是让头脑变聪明的好方法。大脑要做非常多的工作，所以人要吃有营养的食物，才可以让大脑活跃地工作。适量的运动和充足的睡眠也是非常必要的。

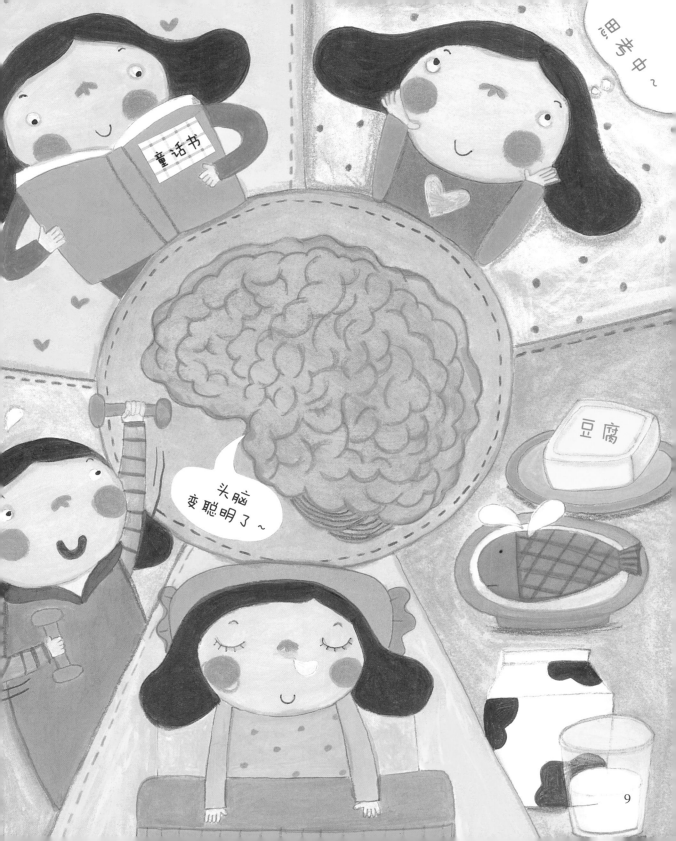

为什么人种不同，
头发的颜色和形状也不同？

每个人种头发的颜色和形状都是不一样的。东方人一般是比较纤细的黑色直发，而非洲人多是卷曲的黑色短发。欧洲人的头发则多为柔软的波浪形，一般是褐色和金色的。

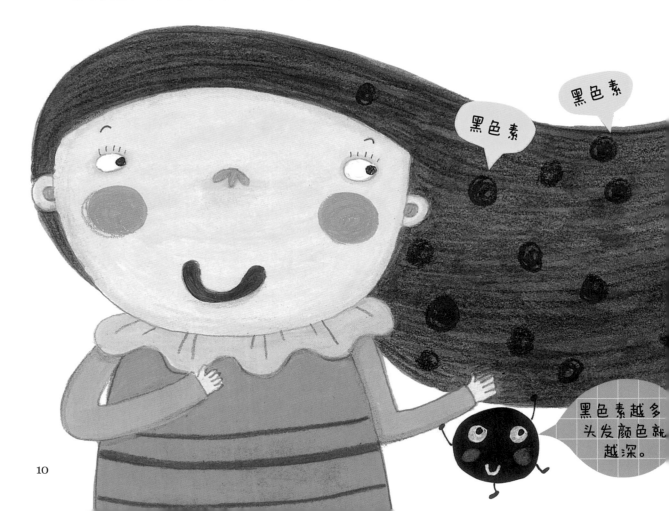

黑色素

黑色素

黑色素越多头发颜色就越深。

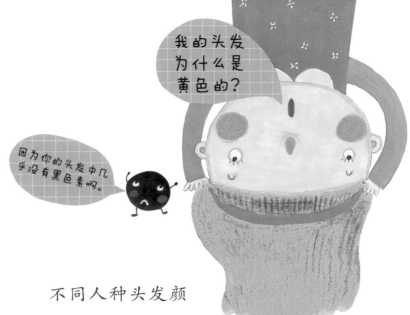

不同人种头发颜色不一样的原因，在于头发中黑色素含量的多少。黑色素多的话，头发是黑色的；黑色素较少的话，头发是褐色的；基本没有黑色素的话，头发就是金色的。

头发是从毛囊中长出来的，所以毛囊的形状和大小就决定了头发的形状。毛囊如果是圆形的，那长出来的头发就是粗细均匀的直发；但毛囊如果是扁平的，那长出来的头发就是弯弯的自然卷。另外，毛囊比较大的话，长出来的头发就比较粗；毛囊比较小的话，长出来的头发就比较细。

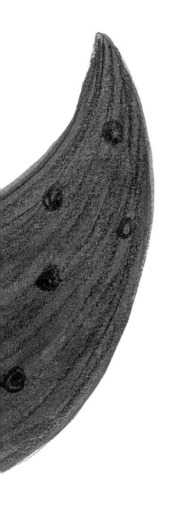

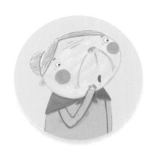

年纪大了
为什么头发会变白？

　　人如果没有头发的话，会发生什么事呢？可能冬天的时候，因为脑袋瓜太冷，就不能出去打雪仗了吧。夏天的时候，在烈日暴晒之下，脑袋瓜会变得很烫，也会很难受。其实，头发会在我们受到外部冲击时，保护我们的头部。

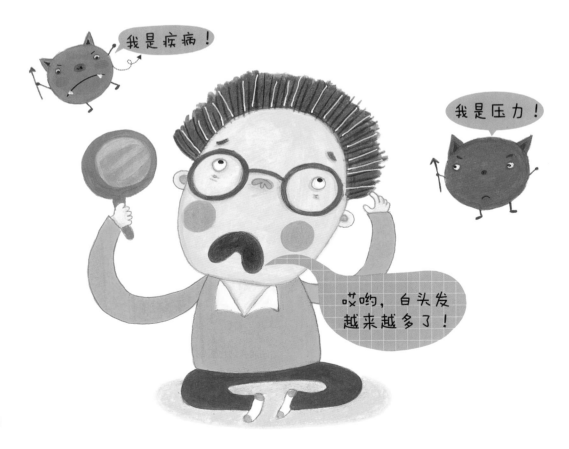

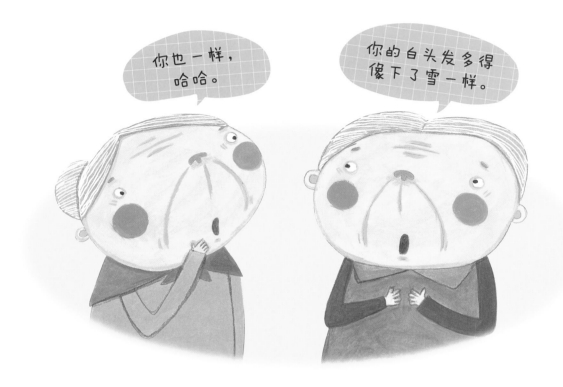

　　小朋友，为什么爷爷奶奶的头发会变白呢？这都是因为黑色素。我们前面说了，头发黑是因为黑色素多，头发是褐色或者金色的，是因为黑色素少。当人上了年纪时，黑色素会越来越少，所以头发才会变白。

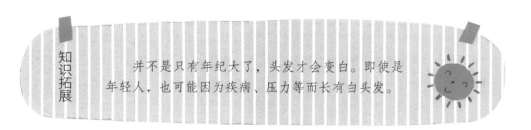

知识拓展

　　并不是只有年纪大了，头发才会变白。即使是年轻人，也可能因为疾病、压力等而长有白头发。

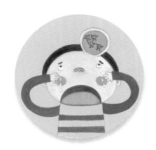

撞了头为什么会起包？

　　人的皮肤之下，有无数的血管。头部也一样，有皮肤和血管。我们的头如果"咣"的一声狠狠地撞到什么东西的话，底下的血管就会破裂，血管中的血液会流到头皮下组织中淤积，头部的皮肤会肿起来，形成一个大包。

　　头部因外伤起包的时候，我们经常会采用冷敷的方法，这样做会使血管收缩，出血变少，包也不会继续变大。但是，如果不知道头上肿起大包的原因就盲目地冷敷是不对的。应该先去医院，向医生咨询该怎么办。

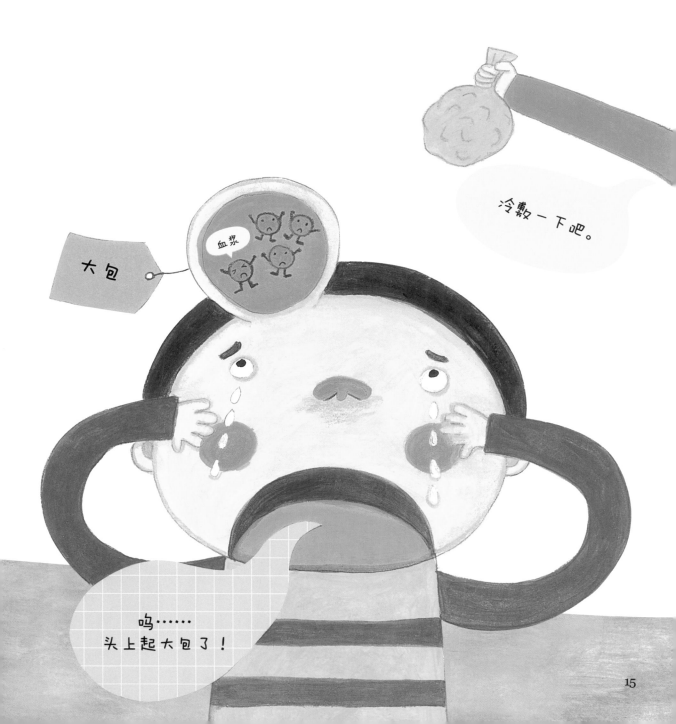

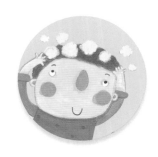

为什么会长头皮屑？

我们知道，鲜花盛开几天之后，花瓣就会渐渐凋谢。人体的皮肤细胞也与之类似，寿命到头了，皮肤细胞就会从身体上脱落。而在它原来的位置上，又会形成新的皮肤细胞，这样就可以维持我们皮肤的健康。

和我们身体其他部分一样，头皮细胞也会老化、脱落，这些老化的细胞就是头皮屑。

头部的老化细胞和油脂、灰尘等凝结在一起，使头皮屑变得更大，而且头发是黑色的，所以白色的头皮屑会显得格外明显。

知识拓展

怎样才能去除头皮屑呢？

经常洗头发当然很重要，而洗头发的方法更重要。为了不让洗发水、护发素等化学成分残留在头皮上，一定要把头发冲洗干净。另外，要多吃富含维生素B的牛奶、鸡蛋等食物。

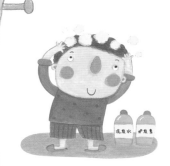

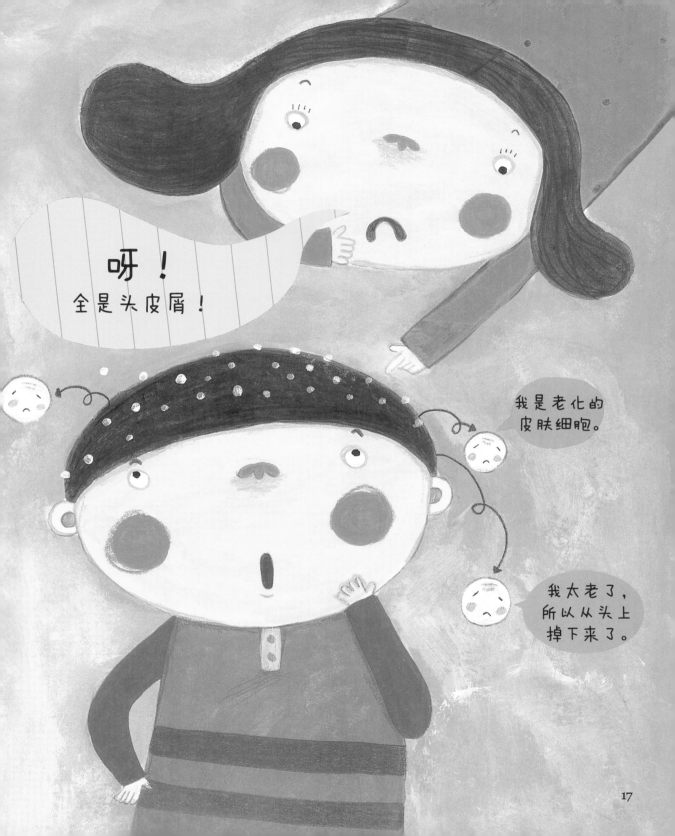

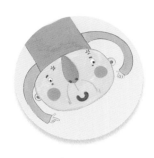

为什么有的人是光头?

　　每个人的头发大约有 10 万根。每个月头发的长度会增加 1—1.5 厘米,一般夏天比冬天长得快一些。一根头发的寿命,女性的是 6—7 年,男性的较短一些,是 3—5 年。

　　人每天一般会掉 50—100 根头发,而在这些掉头发的位置又会长出新的头发。但是,如果头发只掉不长的话会怎么样呢?那人就会变成光头。雄激素这种男性激素多的人,皮肤油脂也多,一旦油脂堵塞了头发生长的毛囊,那头发就很难再长出来了,因此就形成了光头。

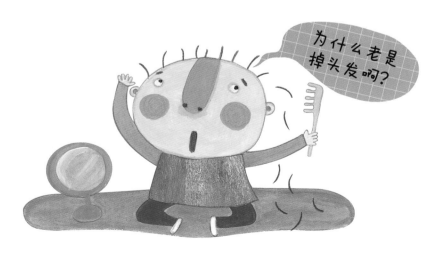

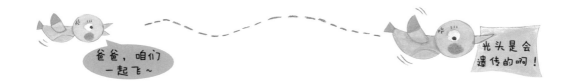

光头大多是由遗传造成的。但是，当被烧伤、压力过大，或是身体虚弱时，也会出现这种症状，所以我们要健康愉快地生活。

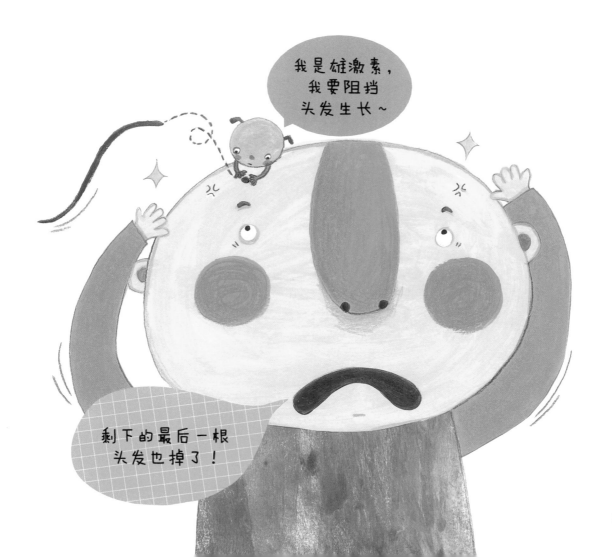

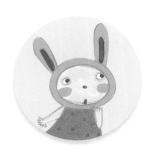

人死后头发和指甲还会长吗？

人死了之后，头发和指甲还会再长长吗？

人刚死的时候，细胞还没有马上停止活动，所以在一天左右的时间里，头发、手指甲、脚指甲还会再长一点，但是长得很少，肉眼是很难看出来的。当所有的细胞停止活动时，头发、手指甲、脚指甲就不会再长了。只是人死后皮肤会干瘪收缩，会显得手指甲、脚指甲更长，所以才会给人一种还在生长的错觉。

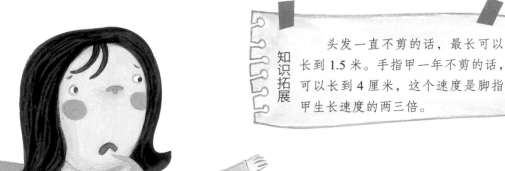

知识拓展

头发一直不剪的话，最长可以长到 1.5 米。手指甲一年不剪的话，可以长到 4 厘米，这个速度是脚指甲生长速度的两三倍。

死了之后，头发和指甲就不会再长了。

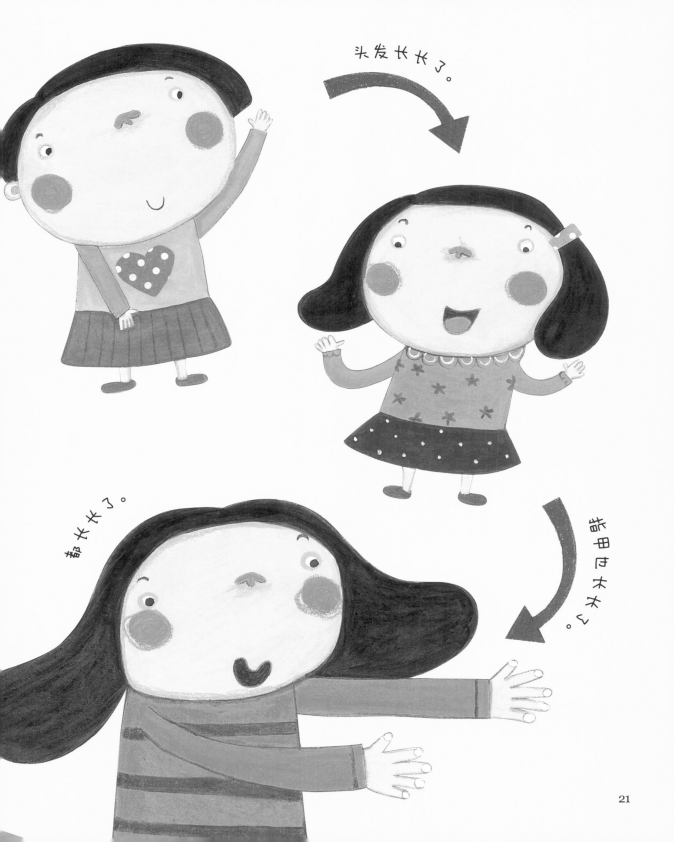

头发长长了。

指甲也长长了。

都长长了。

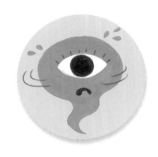

为什么人的眼睛有两只？

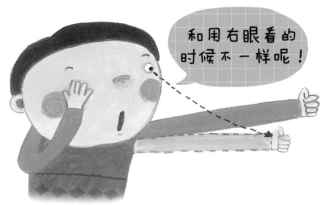

和用右眼看的时候不一样呢！

小朋友，把你的胳膊伸直，先把右眼闭上，看向你的拳头。然后换成闭左眼，再看向拳头。怎么样？拳头完全没有动，但看起来位置却不一样了吧？

这是因为如果人只有一只眼睛的话，是没办法准确测量物体的距离的。所以说，只有一只眼睛没有办法玩捉迷藏。看起来对方好像离得很近，但实际上还差得很远，因此抓人的时候怎么追也追不上。

除此之外，如果只有一只眼睛的话，我们也没办法看到富有立体感的东西，看什么都是扁的。而且，视野也会变得狭窄，如果想看旁边的东西，还要一直把头扭来扭去。

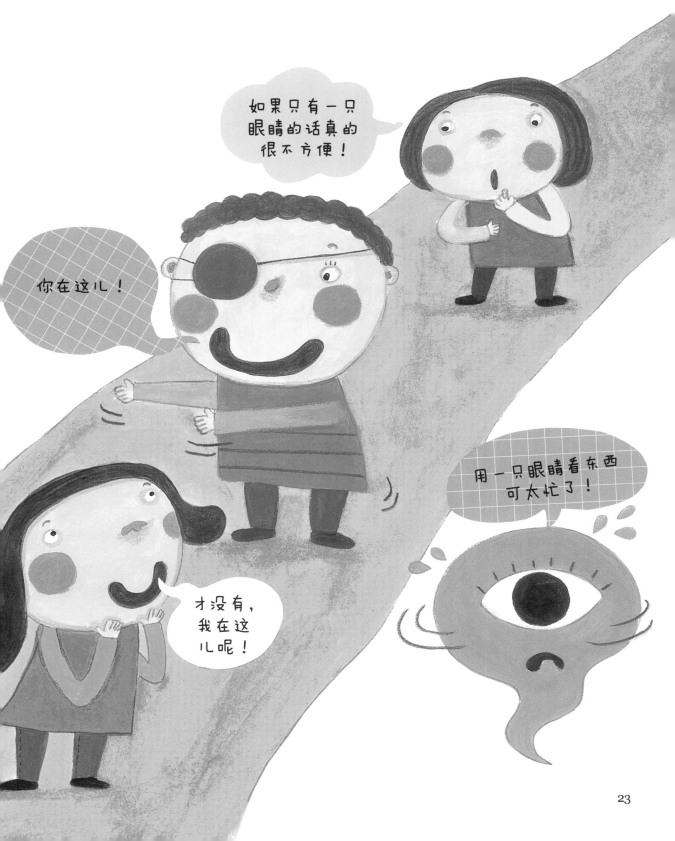

23

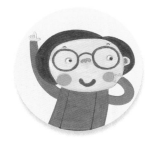

为什么看书时离得近眼睛会变坏?

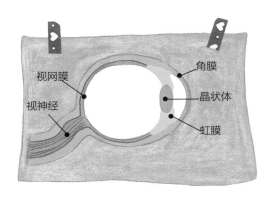

视网膜
视神经
角膜
晶状体
虹膜

眼睛在看近处的东西时,比看远处的东西要疲劳得多。因为在看近处的东西时,晶状体会鼓起,这个时候调节晶状体形状的肌肉会强烈收缩。所以看书的时候如果书放得太近,眼部的肌肉会变得非常疲劳。

不仅如此,在光线较暗的地方看书时,本来很松弛的眼部肌肉,为了聚光来看清书上的字,也会收缩起来。经常这样的话,眼部的肌肉会越来越疲劳,眼睛就变坏了。

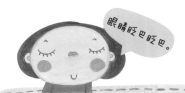

眼睛眨巴眨巴。

知识拓展

眼睛变坏是可以被预防的。我们可以经常眨眼,或者每隔30分钟就把书本合上看向远方。这时候,如果看绿色的东西的话效果会更好,可以缓解眼睛的疲劳。还有,按压眼部周围的肌肉也是放松眼睛的好办法。

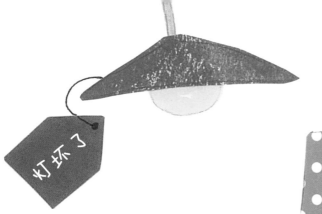

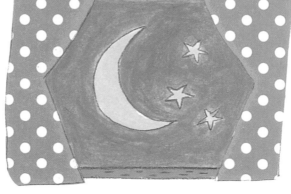

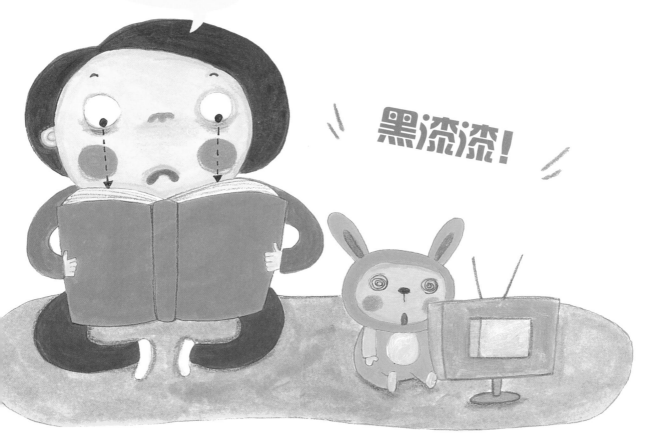

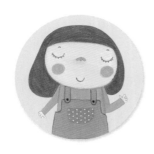

为什么要眨眼睛？

我们眨眼睛正是为了保护眼睛。眨眼的时候，眼泪会均匀地流到眼睛的各个地方，就可以把很小的灰尘和细菌清洗掉了。而且，眼球表面会变得湿润，同样也能起到保护眼睛的作用。

人每天一般会眨眼 1 万次左右，1 分钟会眨眼 6—15 次，但是如果内心很不安，或者很累的时候，就会眨得更多。相反，人在集中注意力看东西，比如看书或者看电脑时，眼睛眨得就少了。如果长时间不眨眼，眼睛就会变红发烫。为了避免这种症状，我们要适当地眨眼才行。

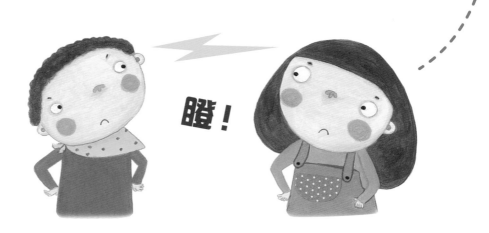

瞪！

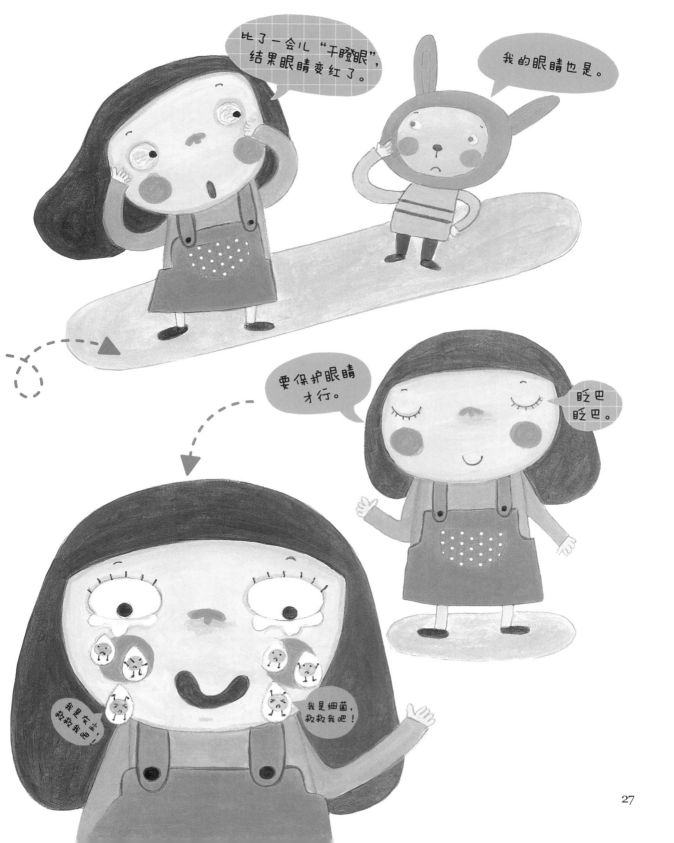

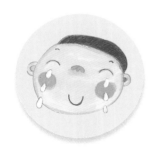

为什么会流眼泪？

　　眼泪是在眼睑之下的泪腺里形成的。人在伤心或者特别高兴的时候会流眼泪，不仅如此，如果有灰尘之类的东西进入眼睛，眼泪也会自动地流出来。眼泪会把进入眼睛的灰尘冲刷出来。而且，眼泪还给眼睛提供营养物质和氧气，让眼睛保持健康。同时，眼泪中还有能消灭细菌的成分，可以防止眼部疾病的发生。

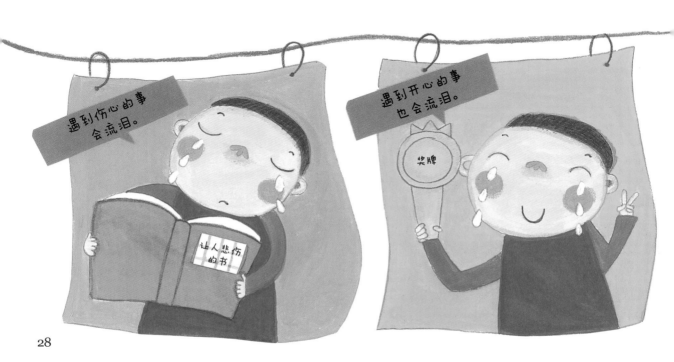

遇到伤心的事会流泪。

让人悲伤的书

遇到开心的事也会流泪。

奖牌

眼泪是非常干净的液体，但是因为里面含有带咸味的钠，所以眼泪是咸的。

那么，人在哭泣流泪的时候，为什么鼻涕也跟着一起流呢？

这是因为眼睛和鼻子是相通的，哭的时候眼泪也会从鼻子里流出来。

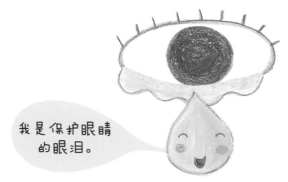

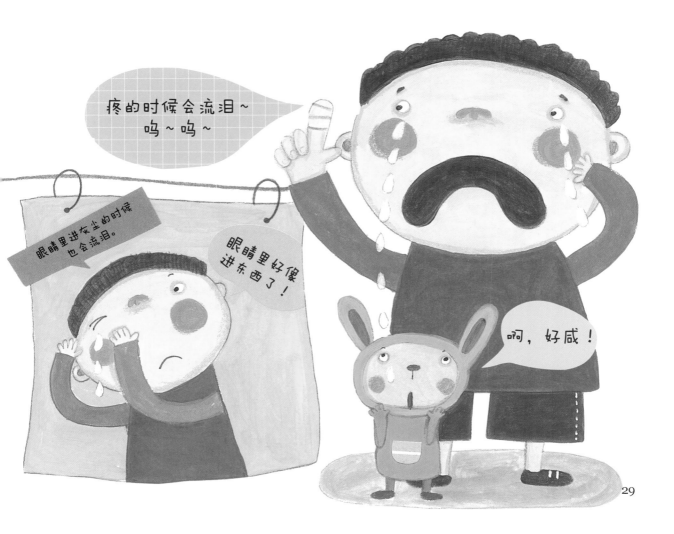

29

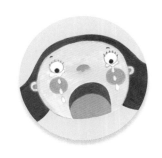

为什么打哈欠的时候会流眼泪？

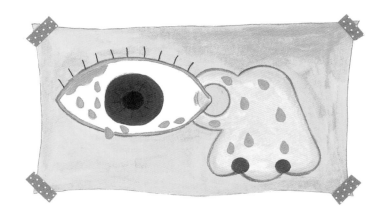

上眼睑下有产生眼泪的泪腺。而眼睑的内侧，有一个装眼泪的口袋，叫"泪囊"，泪囊和鼻孔是相通的。从泪腺里流出的眼泪在冲刷过眼睛之后，会汇集在泪囊里，再从鼻孔中流出。打哈欠的时候，脸上的肌肉运动，就会挤压到泪囊。就这样，积在泪囊中的眼泪就流出来了。

不仅是打哈欠，人在大笑的时候，也会流眼泪，同样也是因为面部肌肉的大幅度运动，挤压到了泪囊。一般情况下，打第一个哈欠时，泪囊中积攒的眼泪会流出来，但是反复打哈欠的时候，泪囊已经空了，就不会再有眼泪流出来。

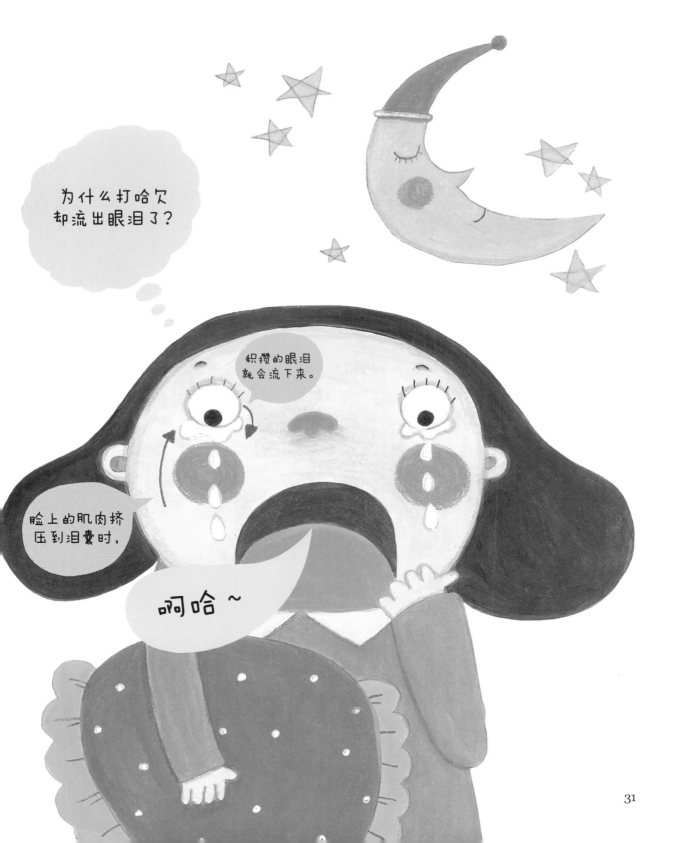

31

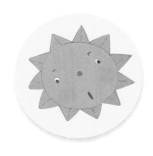

为什么长眉毛？

　　因为没有眉毛的话，看起来会很别扭？也有这个原因。但是比起这个，眉毛还有更重要的作用。那就是**眉毛会挡住从额头上流下的汗，防止汗进入眼睛**。而且，眉毛还可以阻挡阳光。虽然长度只有0.7—1厘米，但是当阳光很强烈时，人会皱起眉毛，阻止阳光直射眼睛。另外，眉毛还可以对**外来冲击起到缓冲作用，从而保护**眼睛。

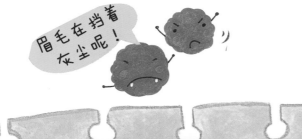

眉毛在挡着灰尘呢！

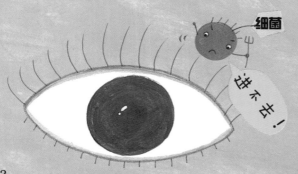

细菌

进不去！

知识拓展　　眉毛有自己的生长周期，掉了之后还会再长。眼睛内侧还有睫毛，每只眼睛大概有200根。睫毛也差不多是三个月掉落，之后再长新的。睫毛的作用是防止灰尘或细菌进入眼睛。

32

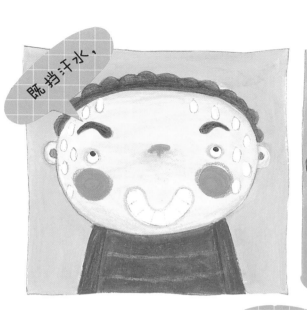

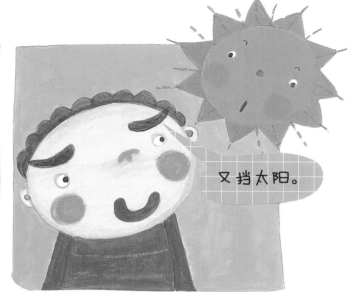

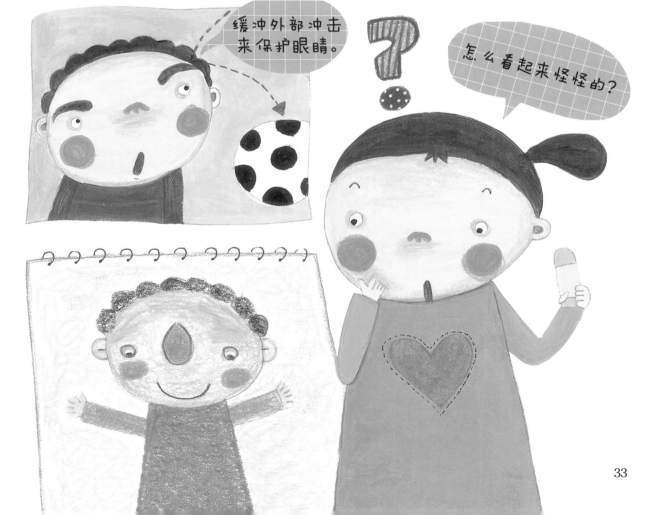

33

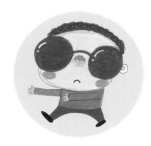

为什么有的人会有视觉障碍？

　　有的人一出生就有视力问题了。原因是在妈妈肚子里的时候，眼睛就生了病，或者视神经没有发育好。但是，还有一些人在成长过程中，在角膜受到损伤，或者严重的脑部冲击后，也会产生视觉障碍。

　　对了，长了蛀牙却不去治疗，放任它发展的话，也有可能会伤害视神经，严重的话会变成盲人。所以，小朋友们一定要好好刷牙啊！

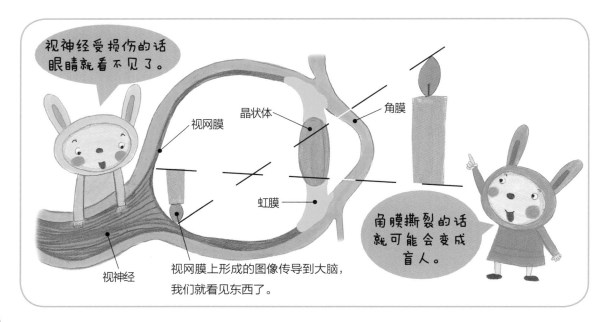

视神经受损伤的话眼睛就看不见了。

视网膜

晶状体

角膜

虹膜

视神经

视网膜上形成的图像传导到大脑，我们就看见东西了。

角膜撕裂的话就可能会变成盲人。

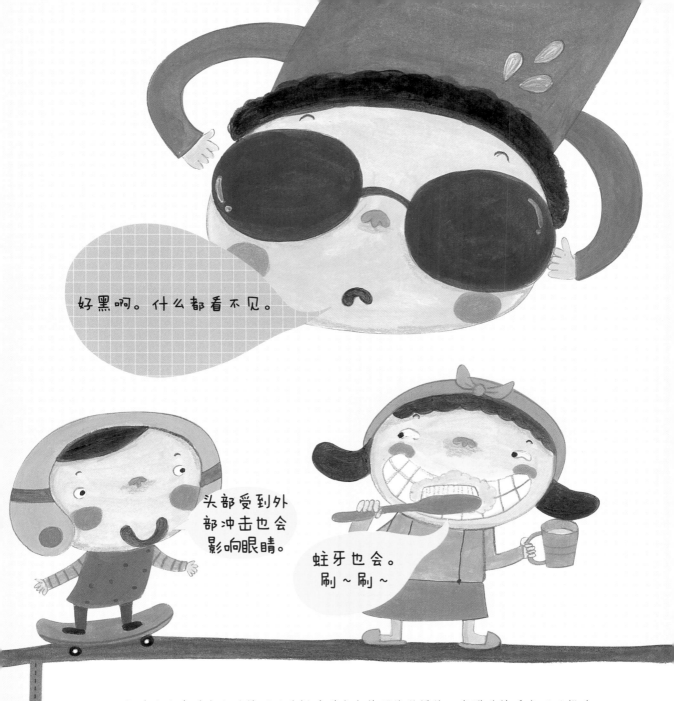

视障人士在手术之后是可以重新看到这个美丽的世界的。角膜移植手术可以帮助他们恢复视力。而这就需要有人捐献角膜。近年来，越来越多的人选择在死后把自己身体的一部分捐赠给别人。虽然自己离开了这个世界，但是身体的一部分还可以挽救别人的生命，这是多么美好的一件事啊。

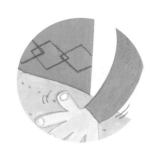

视障人士怎么看书呢？

视障人士可以用手指"看"书。在比较厚的纸上，有一些凸起的点，他们用手指触摸这些点，就可以阅读了。这些凸起的点按照特定的方式排列、摆放，就成了可以让视障人士触摸、理解的文字，也就是盲文。对于普通人来说，盲文并不简单，但是对于视障人士来说，盲文给他们的生活带来了很大的帮助。

据说，人如果丧失了某种感官的话，其他的感官会变得很发达。所以，视障人士的触觉和听觉会比较发达。

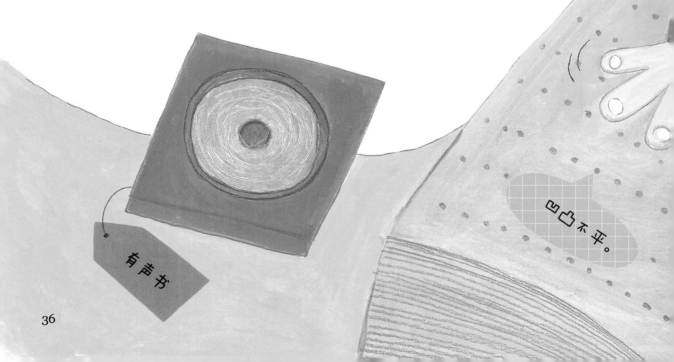

有声书

凹凸不平。

36

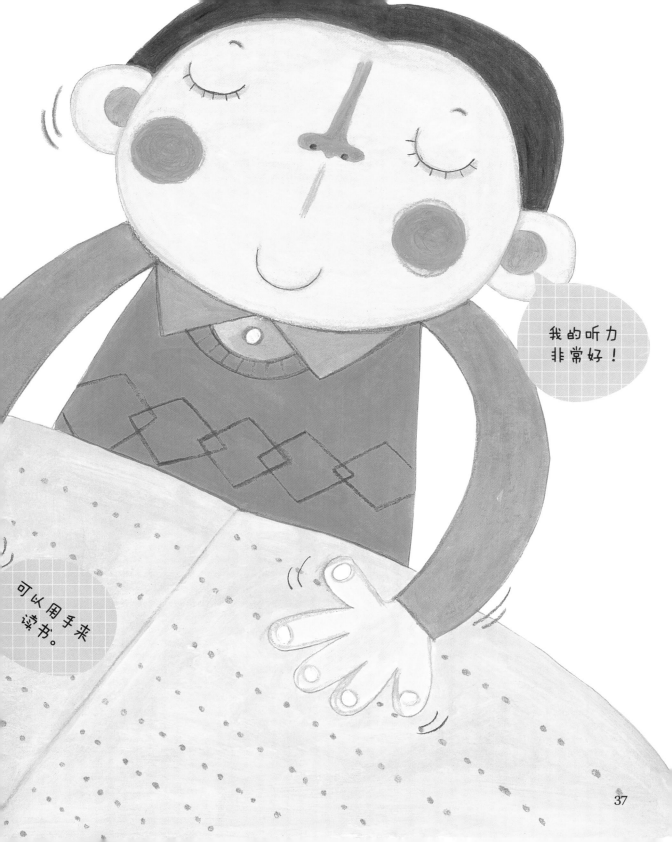

我的听力
非常好！

可以用手来
读书。

37

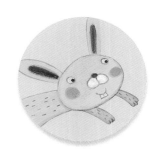

为什么人的耳朵有两只？

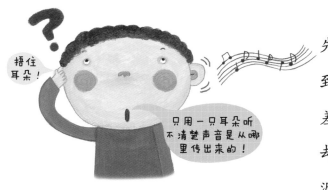

摀住耳朵！

只用一只耳朵听不清楚声音是从哪里传出来的！

从右侧发出的声音，会先到达右耳的鼓膜，之后再到达左耳的鼓膜。这个时间差虽然非常短，但人的大脑却可以靠它辨别声音的源头。所以，如果人只有一只耳朵的话，就很难准确地判断发出声音的位置和方向。而且，两只耳朵可以使人听声音听得更清晰。如果不信，你可以摀上一边的耳朵试试。是不是没有两只耳朵一起听的时候清楚？

右耳和左耳擅长听的声音是不一样的。右耳能更好地听见生活中的声音，比如人的说话声。而左耳能更好地处理艺术性的声音，比如音乐声。

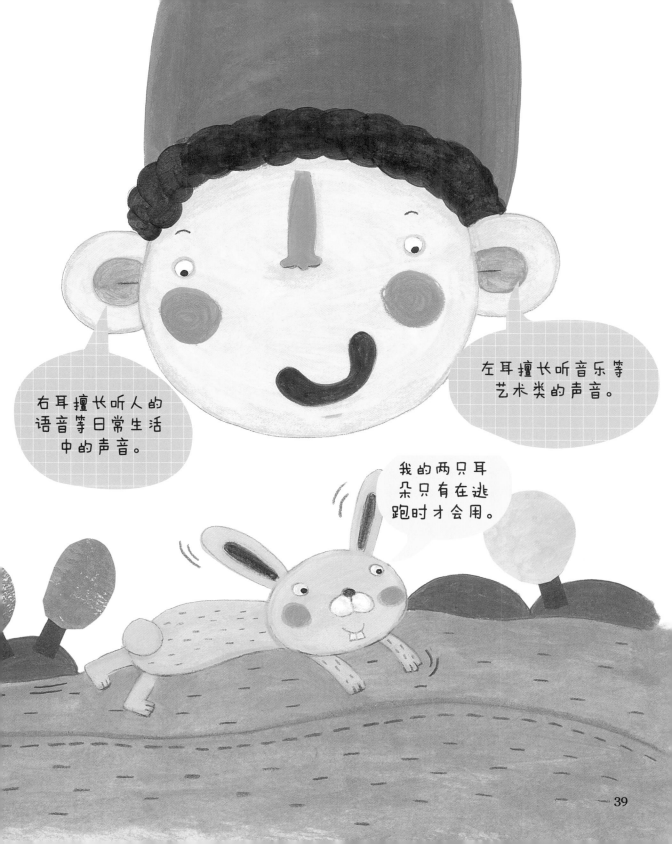

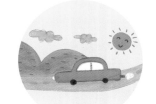

为什么会晕车、晕船？

　　我们的耳朵里，有三个半圆形的管道，叫作半规管。半规管里面，有液体和微小的绒毛。当我们晃动头部的时候，这些液体和绒毛会随着晃动，并向大脑发出信号。这样，大脑就可以判断我们的身体是什么姿势，从而让我们可以站稳。所以，多亏了耳朵，我们才能找到身体的平衡。

　　我们在乘船或者坐车的时候会晕船、晕车，这是半规管向大脑发送的信号与我们眼睛看到的信号不一样所导致的。半规管向大脑传递的信号是身体正随着波涛荡漾，而眼睛没跟上这种晃动，就会使大脑产生混乱。人就会出现眩晕或恶心的反应。

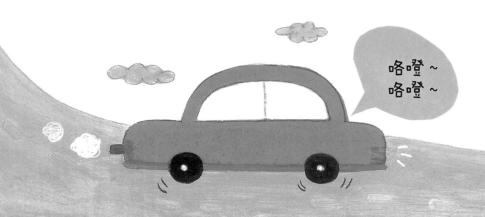

咯噔~
咯噔~

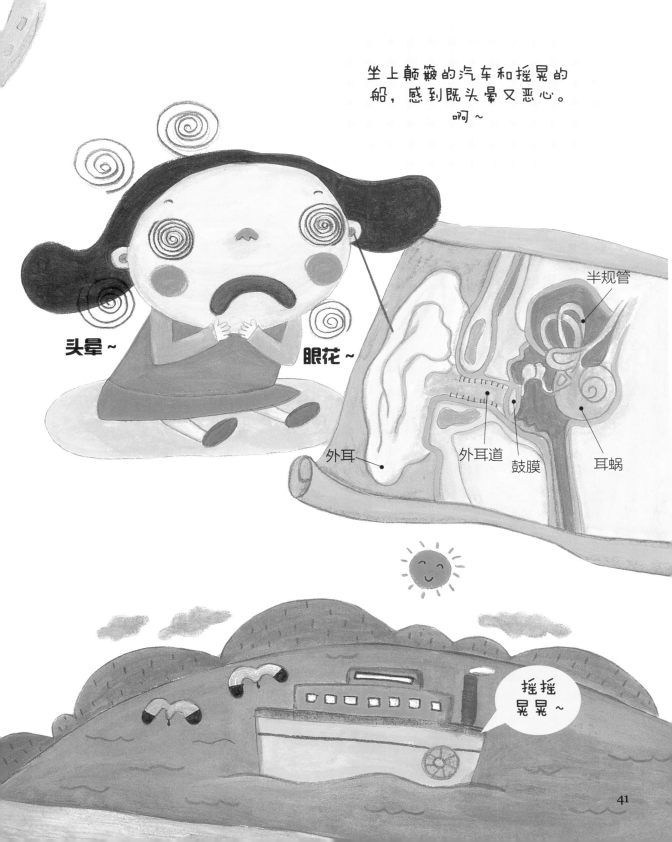

坐上颠簸的汽车和摇晃的船，感到既头晕又恶心。啊~

头晕~

眼花~

半规管

外耳

外耳道

鼓膜

耳蜗

摇摇晃晃~

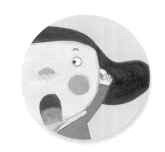

为什么到了高的地方耳朵会觉得堵堵的?

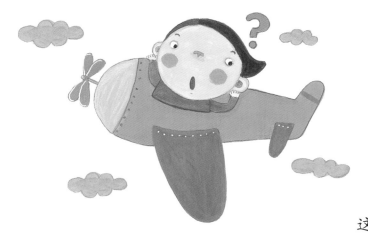

耳郭把声音收集到一起传送到鼓膜，就会引起鼓膜的振动。这个振动接着传给耳蜗，耳蜗又把声音传送给大脑。这样，大脑就能判断这个声音是什么，我们就听见外界的声音了。

但是，如果我们爬到高高的山顶，或者坐飞机飞上高高的天空，耳朵就会感觉堵堵的，听不清声音。这是因为越高的地方，空气量就越小，使得鼓膜外侧的气压变得比鼓膜内侧的气压更小。鼓膜内外两侧的气压不一样的话，鼓膜会向一侧鼓起，就无法引起振动、传导声音了。这种时候，打哈欠或者吞咽口水可以缓解耳朵的不适。

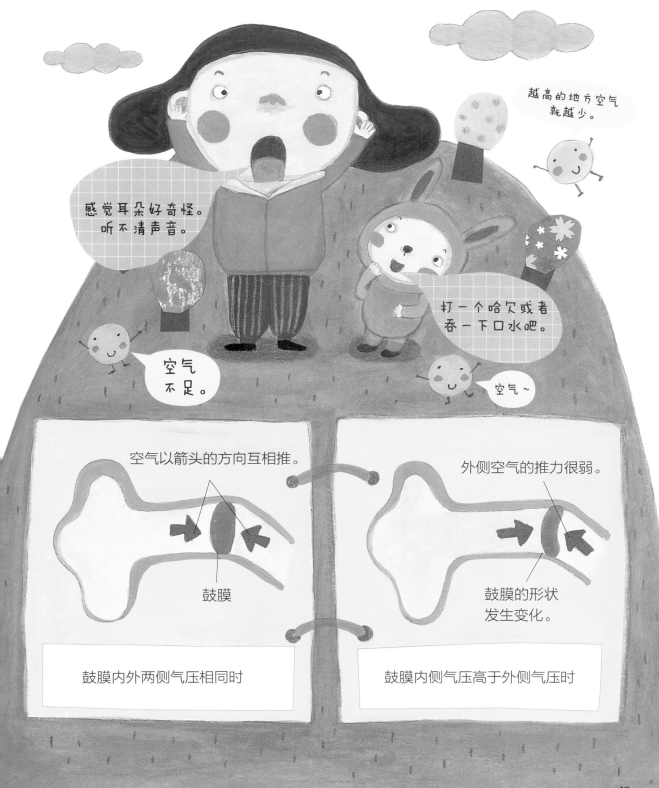

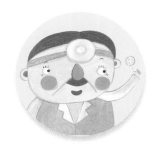

耳屎不挖出来的话会怎样？

　　耳屎是耳朵里的
分泌物和灰尘、皮肤
角质等粘在一起而形
成的。

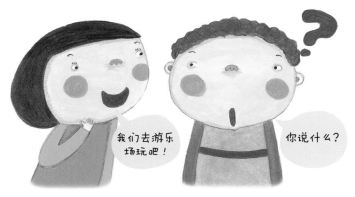

我们去游乐场玩吧！

你说什么？

　　耳屎不仅可以阻
挡灰尘等进到耳朵里，
还可以保护耳朵内部的皮肤。所以说不用非得把耳屎挖出来。不用
特意管它，因为小的耳屎自动就会掉出来。但是，如果有比较大块
的耳屎堵住耳朵，听不清声音的话，那就要去医院的耳鼻喉科了。
耳鼻喉科的医生会帮你安全地把耳屎分解、清洁掉。

　　如果用棉签或挖耳勺用力地挖耳屎，有可能会损伤鼓膜或者耳
朵内部，那可就大事不好了，千万要小心啊。

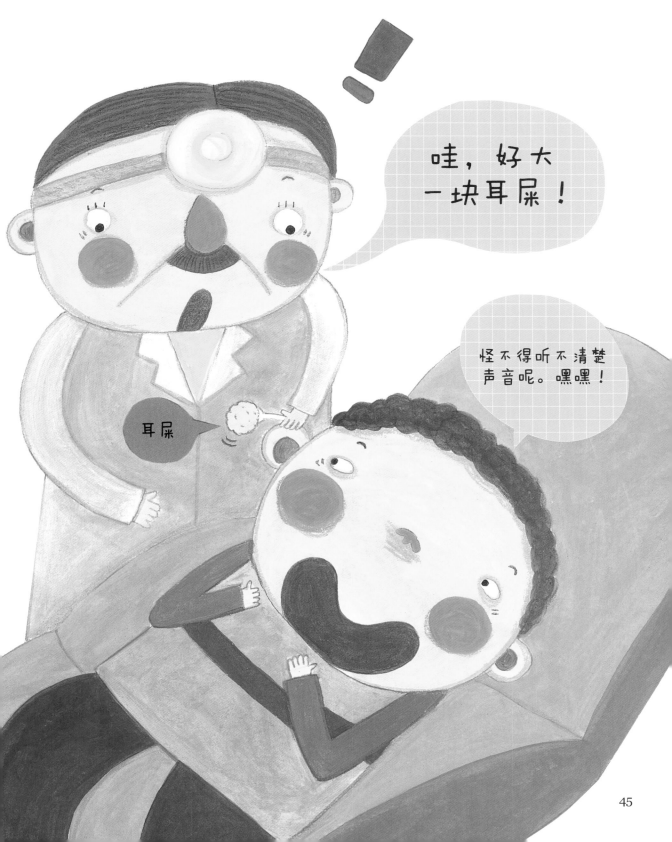

45

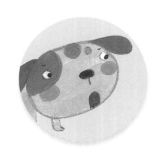

听障人士为什么说不了话？

小婴儿刚刚出生时，只能用"嗯啊嗯啊"的哭声来表达自己的想法。等他们长大一些了，就慢慢可以说话了。因为旁边的人反反

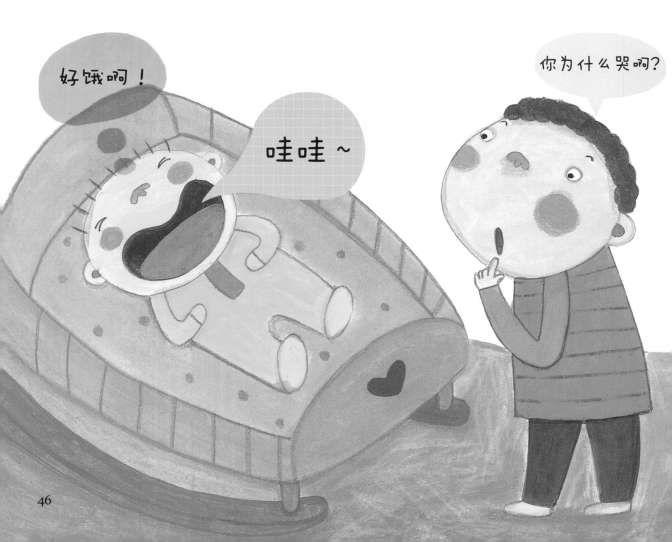

复复地说话，他们听多了就跟着学会了。而听障人士没办法听到别人说话，所以就没办法学着说。

那么听障人士怎么向别人表达自己的想法呢？

其实，如果他们接受训练的话，一定程度上也是能说话的。但这是一件很难的事。因为他们听不到自己的声音，也就很难学会正确的发音。

他们也会学习唇语，就是通过看别人的嘴型来判断对方说的是什么；还会学习手语，用打手势的方法来"说话"。

最近过得怎么样？

嗯，挺好的。

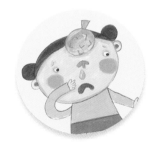

鼻塞的时候为什么吃东西尝不出味道？

　　要想品尝到食物的味道一定要用鼻子。对于食物的香气、腥气等各种气味，我们不是靠舌头，而是靠鼻子来识别。

　　在鼻子里面，有多达5亿个用来闻气味的纤毛。这些纤毛非常小，所以眼睛是看不到的。当我们呼吸时，空气中的气味颗粒会进到鼻子里，粘在这些纤毛上，纤毛就把气味的信息发送给大脑，大脑就能判断这是什么气味了。

　　但是，如果鼻塞的话，气味颗粒无法进入鼻腔，人也就尝不出食物的味道了。感冒的时候，大家是不是会变得不想吃东西啊？就是因为鼻塞让人尝不出来食物的香味。

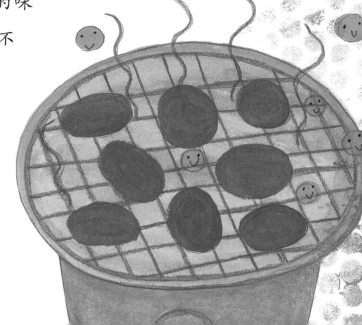

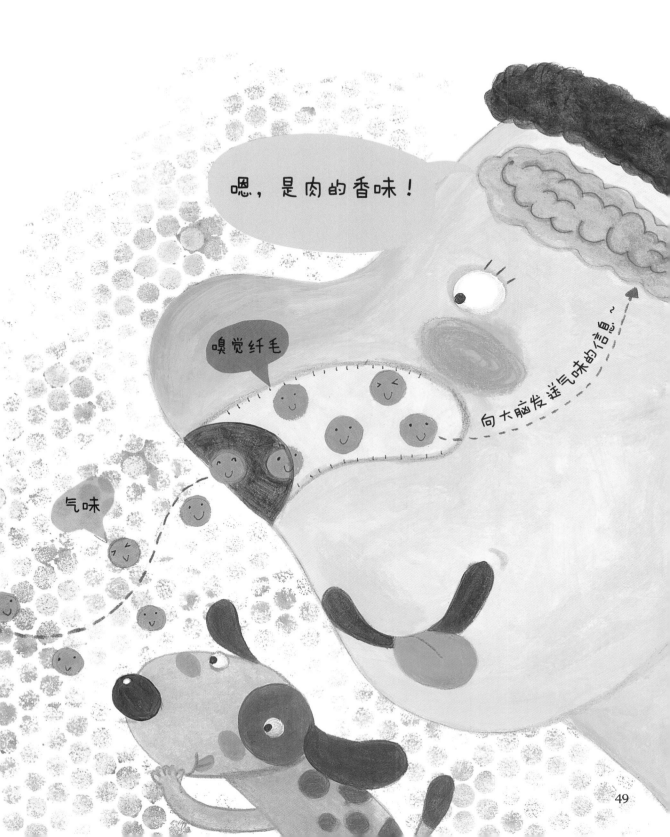

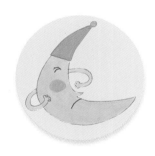

为什么会打呼噜？

　　鼻孔到喉咙之间的空间叫作"鼻腔"，当鼻腔变窄或者鼻塞的时候，人就会换成用嘴呼吸。这时候，吸入的空气进入口中后就会引起振动，发出声音。这个声音就是呼噜声了。

　　一般来说，男性比女性更容易打呼噜。而比较胖的人鼻腔更容易变窄，所以也比较爱打呼噜。

　　如果想不打呼噜的话，最好是侧身睡或者趴着睡。

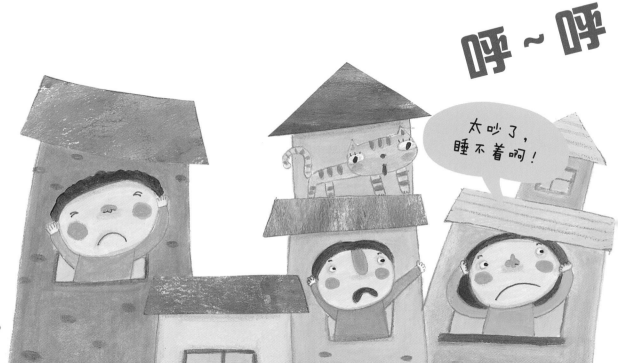

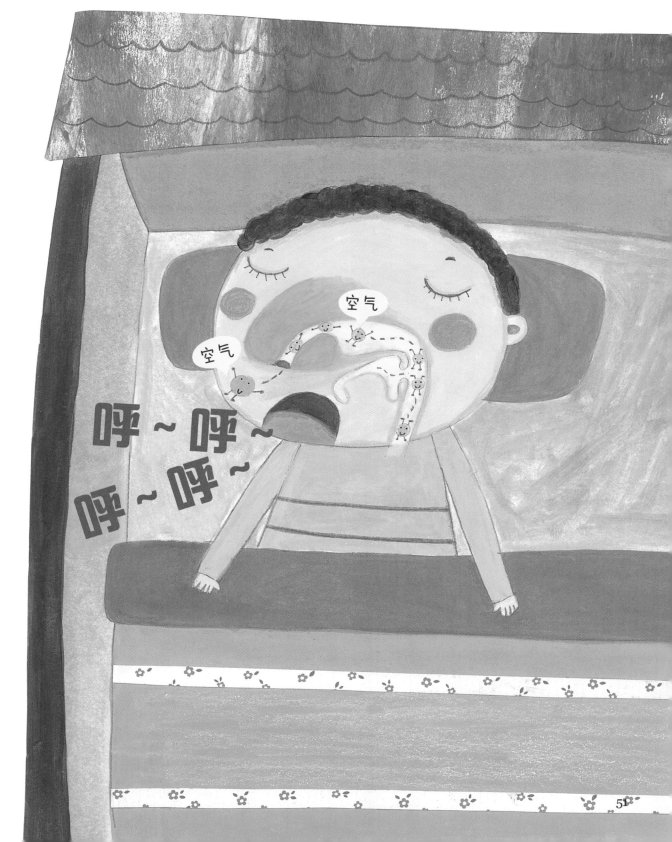

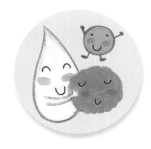

为什么会流鼻涕？

平常，鼻子为了让鼻腔不干燥，会持续地分泌液体。当有灰尘进入鼻腔时，鼻子就会分泌更多的液体，好把灰尘从鼻腔中冲洗出去。这些液体就是鼻涕。大家是不是以为鼻涕很脏啊？其实鼻涕的作用不小呢！我们身体里的每一样东西都不是没用的。

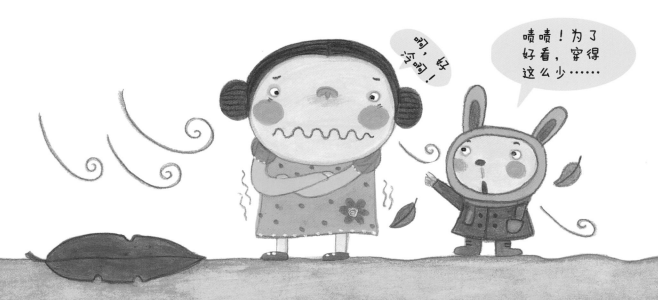

知识拓展

为什么到了寒冷的冬天，鼻涕流得更多呢？因为当天气寒冷时，为了把进入鼻腔的冷空气变得暖和，鼻子会分泌更多的鼻涕。这时候，液体太多的话就会从鼻子里溢出，这就是鼻涕越流越多的原因了。

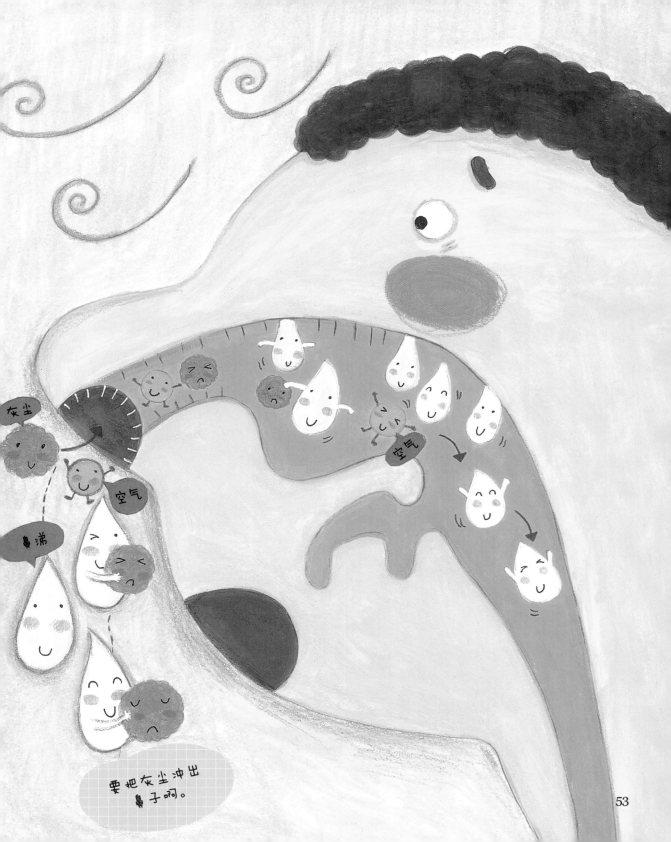

53

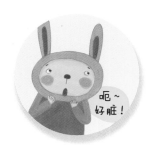

呃~
好脏！

鼻屎是怎么形成的？

鼻毛将进入鼻子的灰尘或细菌过滤掉，以防它们进入肺部。这时候，因为鼻腔里有黏糊糊的黏液，灰尘或细菌就会粘在鼻腔里。鼻腔里老化的皮肤和鼻涕、灰尘粘成一团，就成了鼻屎。

鼻屎虽然是由灰尘和细菌汇集成的一团，但它也起到了阻挡外部异物进入鼻子的作用，所以也并

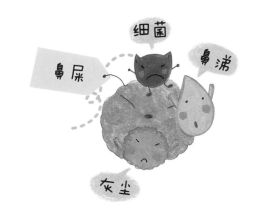

鼻屎
细菌
鼻涕
灰尘

不是一无是处。

当长了太多鼻屎，觉得不方便的时候，一定不要用力地挖，可以试试用蒸汽吹一吹。这样当鼻屎变软之后，轻轻地擤一下鼻子就可以了。

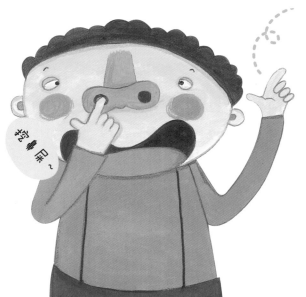

挖鼻屎~

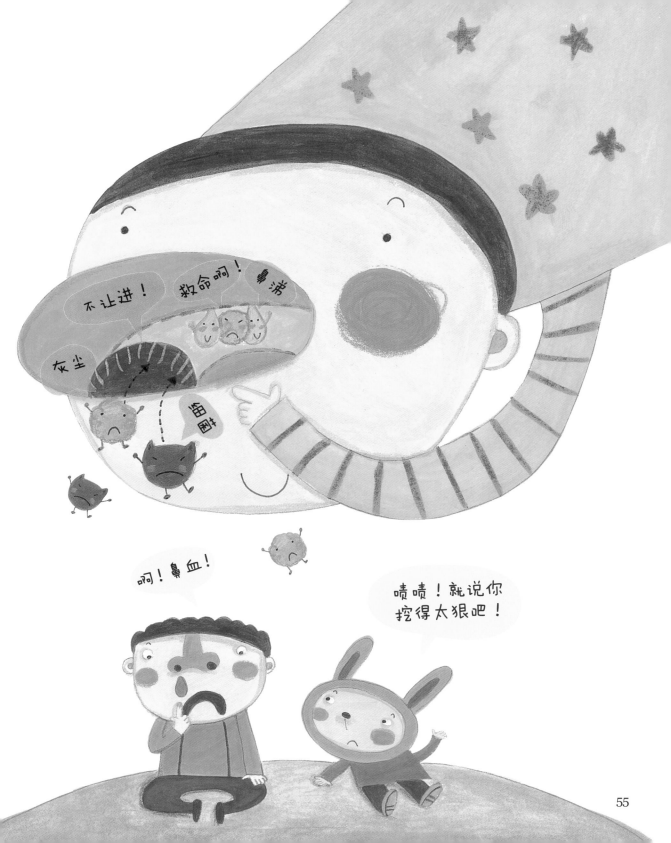

为什么会流鼻血？

鼻腔里布满了非常细的血管，它们名叫"毛细血管"。

毛细血管是非常敏感的，所以当人用力地擤鼻子，或者鼻子受到外部冲击时，毛细血管就会破裂流血。这就是鼻血了。另外，如果特别疲劳，或者得了感冒经常擤鼻涕的话，鼻腔也会变得更脆弱，流出鼻血。

想要止住鼻血的话，要用棉花将鼻子堵住，再用手紧紧地捏住鼻梁。另外，用冰块或者冷水给鼻子降温也是个不错的办法。值得注意的是，如果头向后仰，鼻血有流入肺部的可能，所以头要向前轻轻低下。

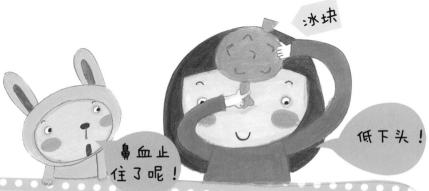

知识拓展　夏天人更容易流鼻血。气温上升时，血管会肿胀，变得脆弱，所以只要受到小小的冲击，血管就会破裂出血。挖鼻屎的时候如果特别用力的话，血管也可能破裂出血，所以一定要小心。

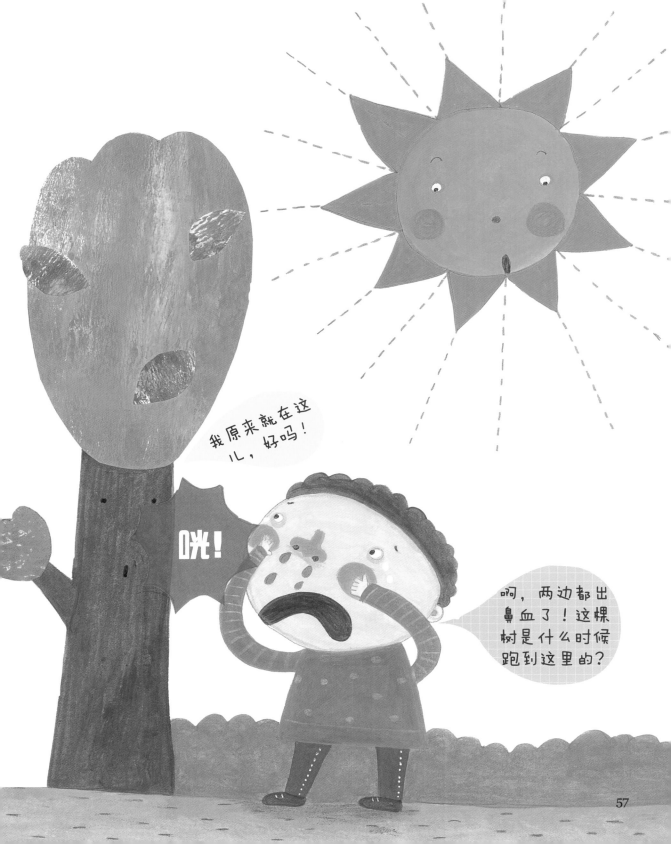

57

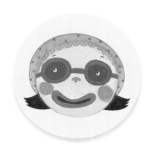

嘴唇为什么是红色的？

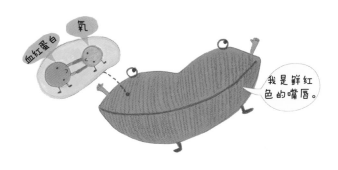

血红蛋白　氧

我是鲜红色的嘴唇。

人嘴唇上的皮肤非常薄，所以嘴唇下遍布的毛细血管就被看得很清楚，这就是为什么嘴唇看起来是红色的。但是，嘴唇也不是一直都是红色的。血液中含有一种叫血红蛋白的色素，当它与氧融合在一起时，会变成鲜红色；如果缺氧的话，就会变成暗红色。

那么，天气冷的时候，为什么嘴唇看起来是青色的？我们的身体在感到寒冷的时候，为了让热量不流失，会使皮肤上的血管收缩。这样，血液在血管内慢慢地流动，氧气的补给速度也会变慢，嘴唇看起来就会发青。

所以说，嘴唇的颜色是检查我们身体状况的一个很好的标准。

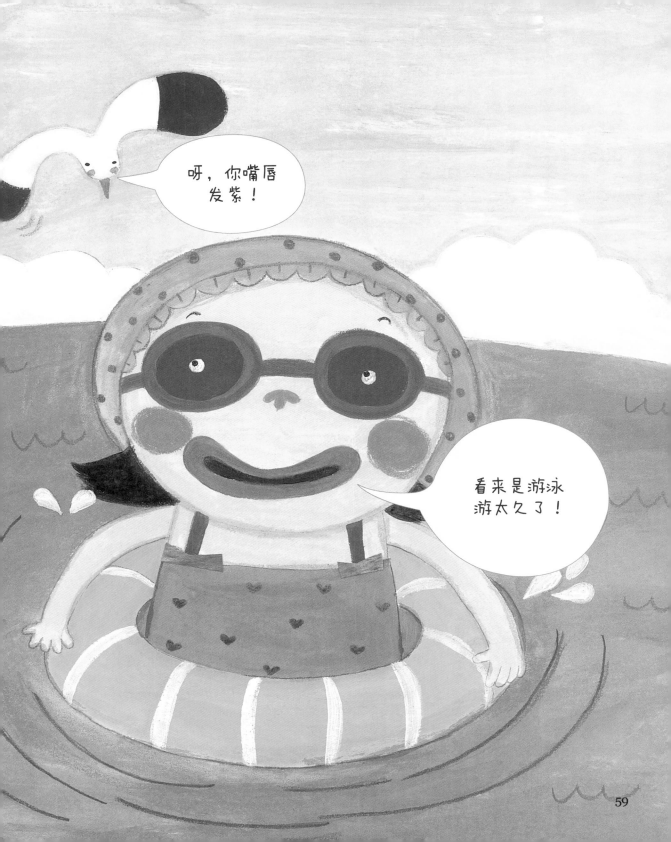

59

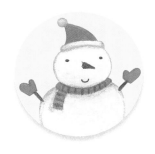

为什么天冷的时候
人会呼出白色的哈气？

　　我们在呼吸的时候，空气会从嘴巴和鼻子里跑出来。我们的身体中水分很多，所以我们呼出来的空气中也有很多的水蒸气。人身体的温度一般维持在 36.5 摄氏度，因此冬天里我们呼出来的水蒸气比周围的空气温度要高。

　　这些温暖的水蒸气一遇到寒冷的空气，就会马上变冷，变成小小的水滴。所以我们在呼气的时候，就会看见白色的哈气。这些水滴非常小，小到可以飘浮在空气中。这回你就知道为什么天冷的时候我们会呼出白色的哈气了吧？

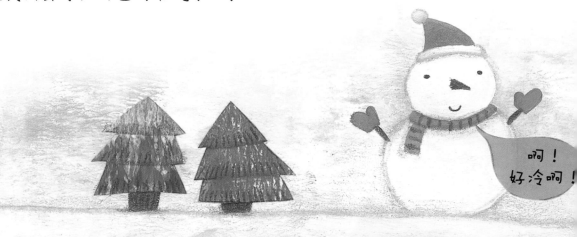

啊！
好冷啊！

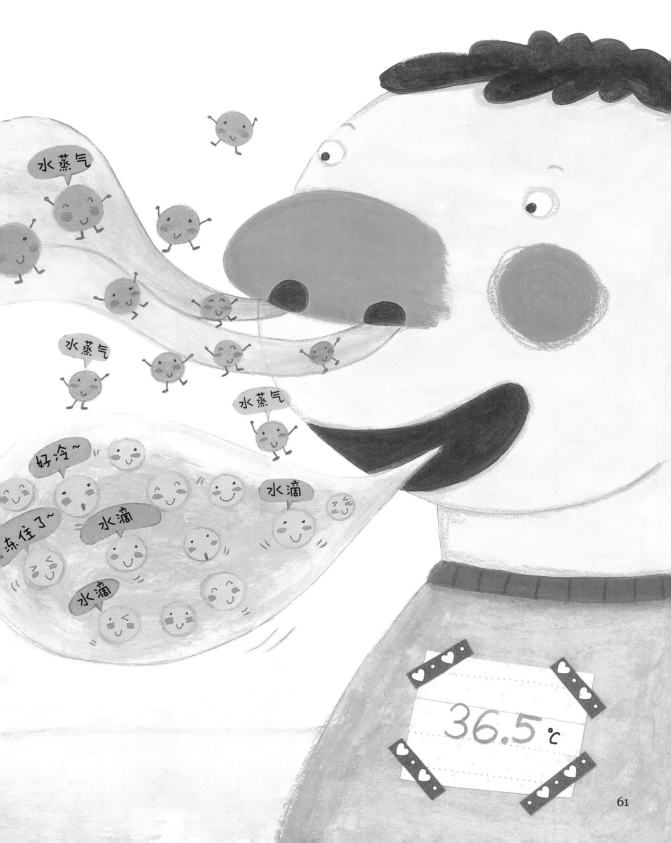

61

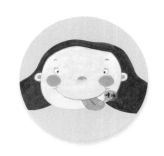

口水有什么用处?

在我们的身体里, 耳朵、舌头、下颌的下方都长有唾液腺, 这些唾液腺会制造出很多口水, 也就是唾液。

我们的印象中, 唾液好像没什么用处, 而且还脏脏的, 但实际上, 在消化所吃的食物和品尝食物的味道时, 唾液是必不可少的。

不仅如此, 唾液还可以帮助食物顺利地进入食道, 让人的嗓音更柔和。而且, 唾液还可以杀死口腔中的细菌。

可是, 为什么小宝宝们经常流口水呢?

这是因为他们还没有足够的力气来吞咽口水。而且, 对于口水是应该咽下去还是吐出来, 他们还不能准确地判断。所以他们的口水经常会从嘴巴里流出来。

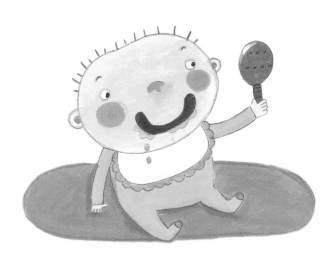

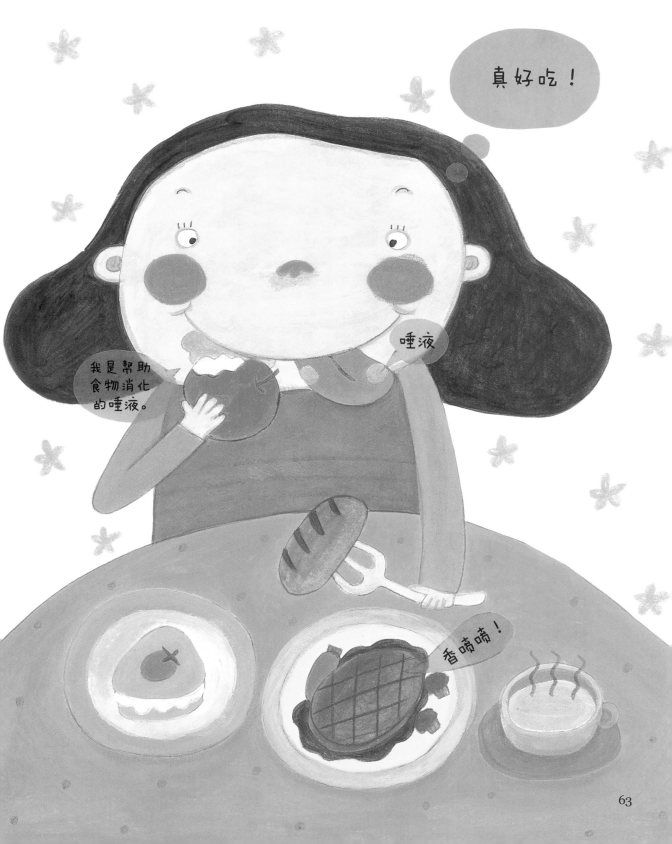

63

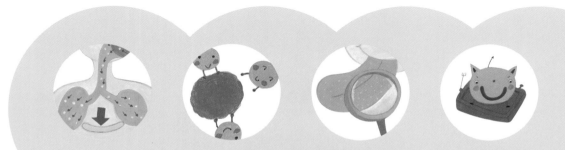

宝贵的
身体

肚子为什么会咕噜咕噜地叫?

尿和屎是怎么形成的?

放屁为什么会有臭味呢?

血液是在哪里形成的?

向宝贵的身体出发吧!

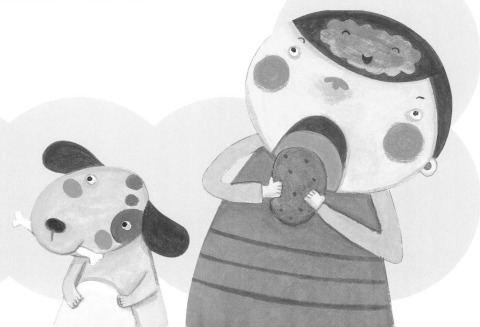

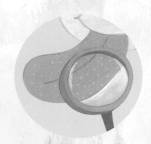

舌头有什么用处？

第一，舌头是用来尝味道的。舌头上面有很多用来品尝味道的凸起，它们会把关于味道的信息发送给大脑，大脑就可以判断嘴里的东西到底是什么味道了。

第二，舌头把食物送到嘴巴里的各个地方，好让牙齿可以充分地咀嚼。而且，舌头不仅让食物和唾液充分混合，还将食物传送到食道。

第三，舌头和嘴唇一起用力，人就可以说话或者唱歌了。

第四，舌头还可以显示人的健康状态。去医院看病时，大夫经常会让你伸出舌头，是吧？那是因为看舌头能了解人的身体情况。健康的人，舌头是红色的，而贫血的人舌头上的红色面积就会比较小。

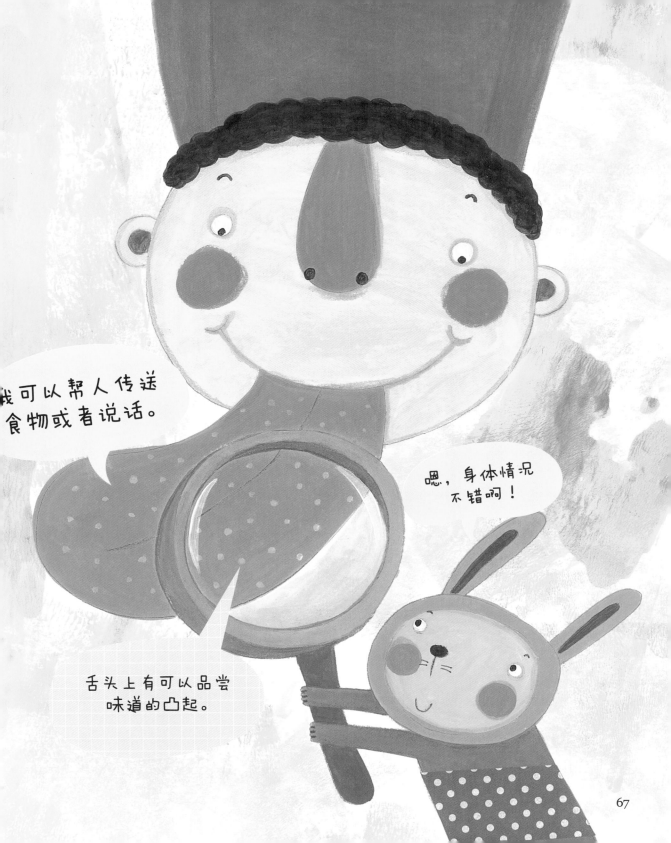

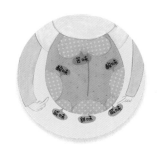

舌头是怎么分出味道的？

我们再来仔细说说舌头，舌头表面是粗糙不平的，上面有非常多小小的凸起。这些凸起上长着"味蕾"，就是用来品尝味道的。

味蕾分布在舌头的不同部位，它们各自负责的味道是不一样的。

舌尖是感受甜味的，舌头两侧是感受酸味的，舌尖与舌头两侧之间的位置是感受咸味的，舌根是感受苦味的。

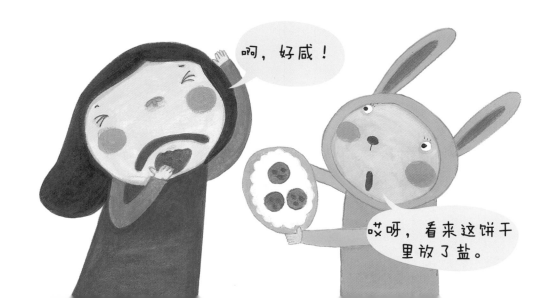

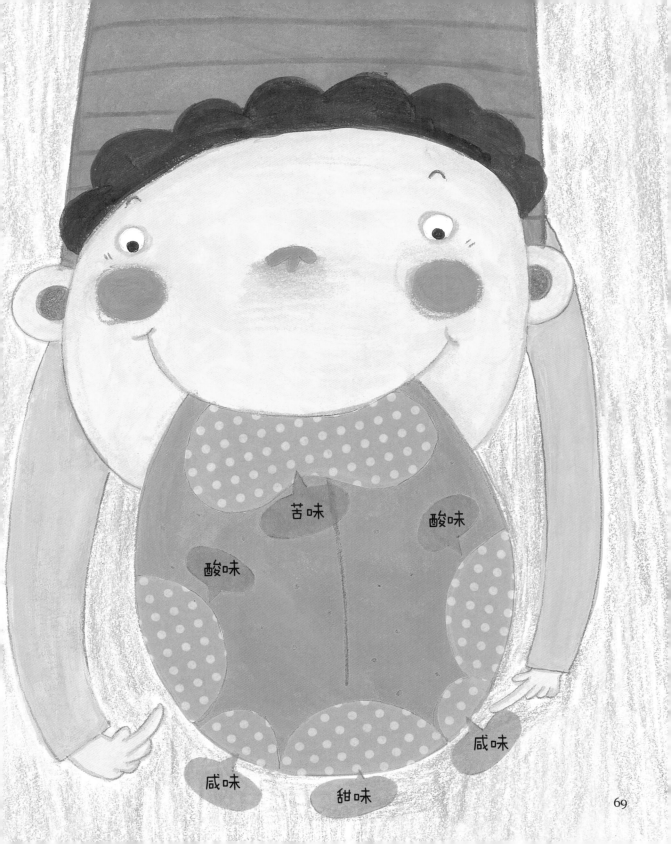

苦味

酸味

酸味

咸味

咸味

甜味

69

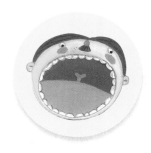

为什么会长虎牙？

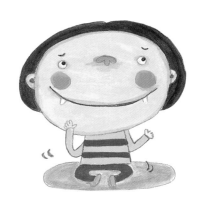

　　人出生的时候，一般是没有牙齿的，但是到 6 个月左右的时候，就开始长牙了。这个时候长的牙叫作"乳牙"，意思是吃奶的婴儿长的牙齿，被称为"人萌生的第一组牙"。乳牙会在 6—12 岁期间一个一个地掉落，取而代之会长新牙。

　　但是，如果乳牙没有按时掉落的话，那么牙龈里已经长出来的恒牙会从乳牙的位置上挤出来，这就形成了虎牙。而且，有的时候先长的牙占据了位置，后长的牙就没有足够大的空间，但即使空间太小，牙还是会挤着长出来，那么后长的牙就会朝着旁边长，形成虎牙。

知识拓展

　　乳牙大概有 20 颗，一般 3 年左右就能全长出来。乳牙掉落后，新长出的牙是要使用一辈子的，所以叫作"恒牙"。成年人一般有 32 颗恒牙。

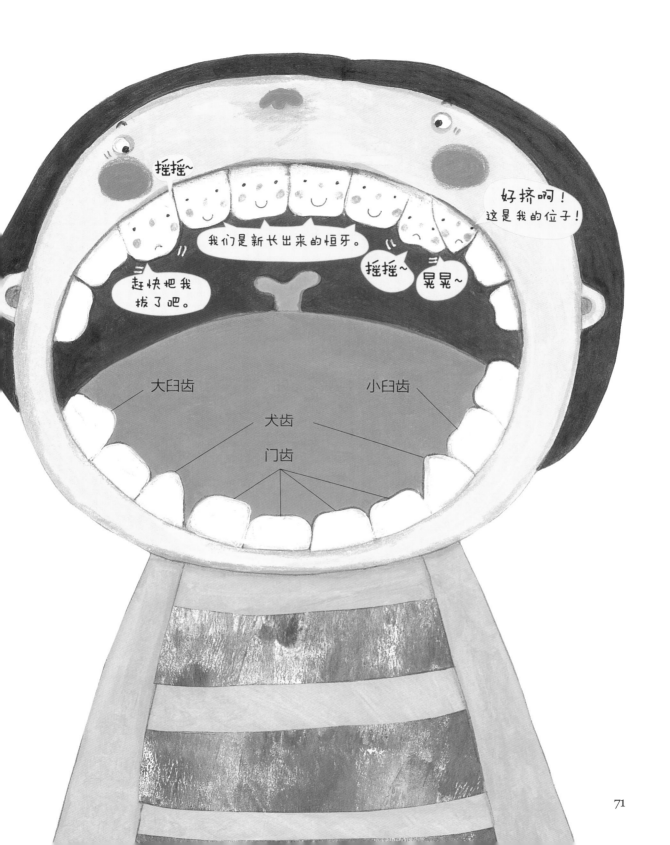

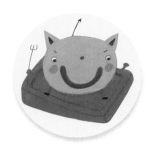

为什么会长蛀牙？

　　我们吃完东西之后如果没有好好刷牙的话，食物的残渣会在牙齿上越积越多。口腔里有一些细菌是靠着吃食物残渣生存的，这些细菌会把食物残渣中的糖分转化为酸。那么，酸会把牙齿表面覆盖的釉质融化掉，形成小洞，细菌就会钻进这些小洞里，越钻越深。这样，牙齿就成了蛀牙。

　　长了蛀牙之后，牙会痛得很厉害。因为细菌会刺痛血管和神经。

　　如果我们在吃完东西之后，都能认真地刷牙，那细菌就没法生存，我们也就不会长蛀牙了。

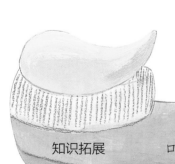

知识拓展　　嚼口香糖可以在一定程度上清理牙齿上的食物残渣，但是口香糖中含有糖分，因此也可能会损伤牙齿。

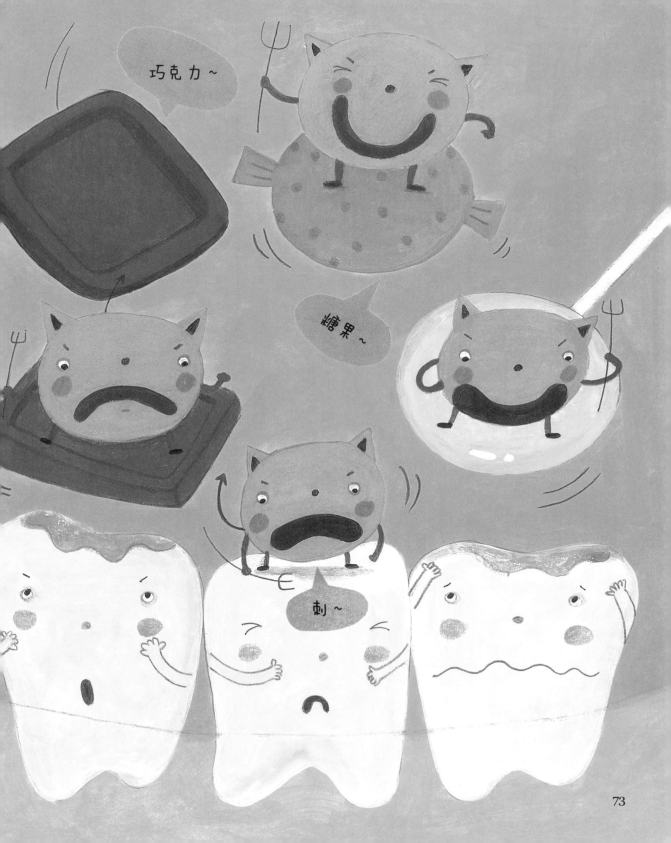

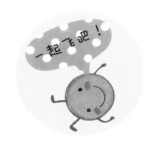

为什么会打喷嚏？

当灰尘、花粉等对我们身体有害的东西进到鼻腔里时，鼻子会痒痒的。我们的身体为了**保护肺部**，会做出反应，**把它们送出体外**。这种反应就是打喷嚏。因为灰尘、花粉这样的东西如果进入肺部，我们就会生病。

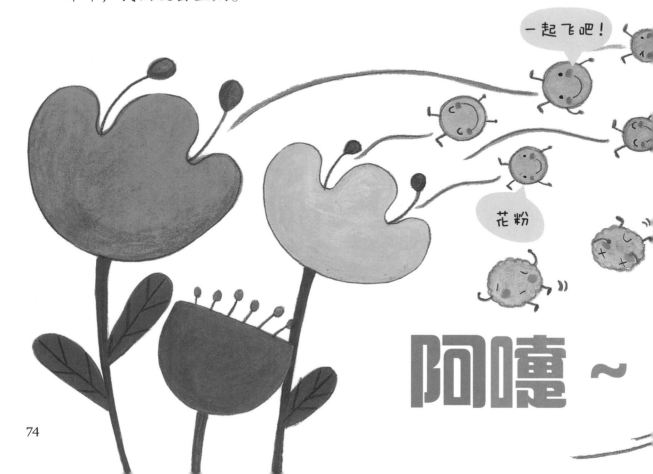

一般打喷嚏之前，我们都会猛吸几口气，对吧？那是为了让肺里有更多的空气。当肺里有了足够多的空气之后，我们就会打喷嚏，这个时候，空气从鼻子和嘴跑出去，同时灰尘也跟着空气一起被排出身体之外。

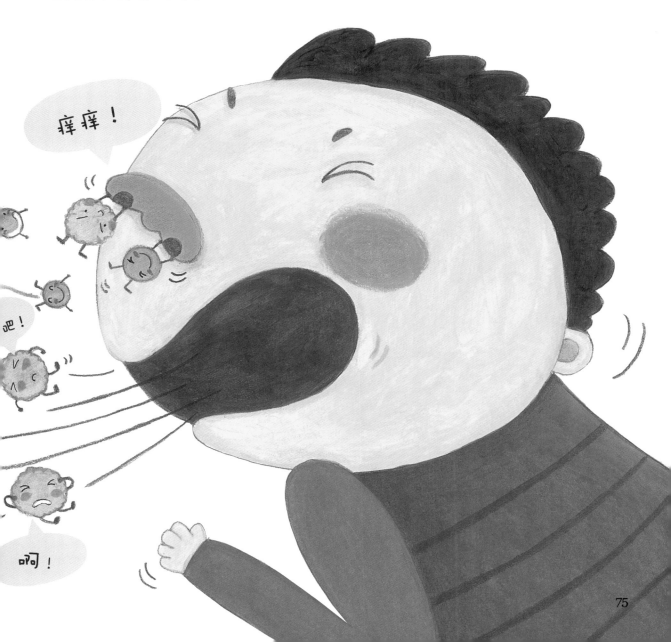

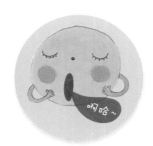

为什么会打哈欠？

　　为了给身体提供新鲜的氧气，我们一直在呼吸。但是，当我们在地铁、公交车这类封闭的空间里时，新鲜空气很快就减少了。我们身体里的氧气渐渐变得不够用，因此大脑就会发送"给我提供氧气"的信号。这个时候，我们的身体就会根据大脑的命令打哈欠。

　　当我们感到疲惫、无聊的时候，就会打哈欠，那是因为打哈欠可以**把氧气输送到肺部深处**。这样，有了新鲜的空气，我们的身体就会重新焕发活力。

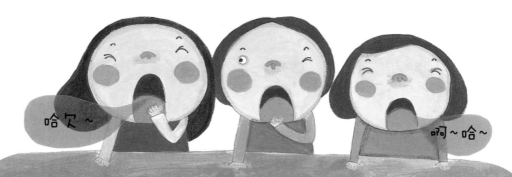

哈欠~　　　啊~哈~

知识拓展　　生活中经常会发生一种情况，就是当好几个人聚在一起时，如果其中一个人打了哈欠，其他人也会跟着打哈欠。所以，有人说打哈欠会传染。但是，打哈欠并不是真的传染，只是其他人也缺氧了，所以才会自然而然地打哈欠。

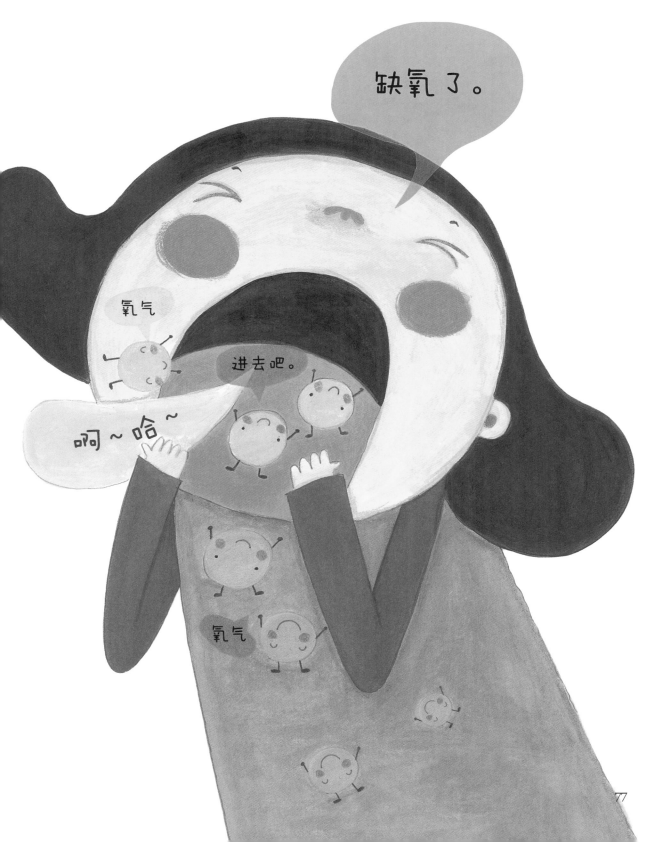

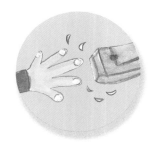

为什么一定要有手指甲？

手指甲和脚指甲是皮肤变硬后形成的，它们很坚硬，不会轻易地被折断。手指甲可以保护手指尖的皮肤不受伤，还可以帮助人紧紧地抓住东西。脚指甲不仅可以保护脚趾尖的皮肤，还可以帮助人长时间地走路。

手指甲和脚指甲是一直在生长的。手指甲每天大约长 0.1 毫米，而脚指甲每天大约长 0.05 毫米。完全掉落的手指甲要长出来大约需要 6 个月的时间。人成年之后手指甲和脚指甲生长的速度会比小时候更快，等到了老年时，速度就会减慢。

有意思的是，经常用手的人，指甲会长得更快。

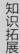知识拓展 为什么手指甲和脚指甲在被剪的时候感觉不到痛呢？
那是因为手指甲和脚指甲只有根部还活着，上面长出来的部分已经死了，所以被剪掉了也不会痛。

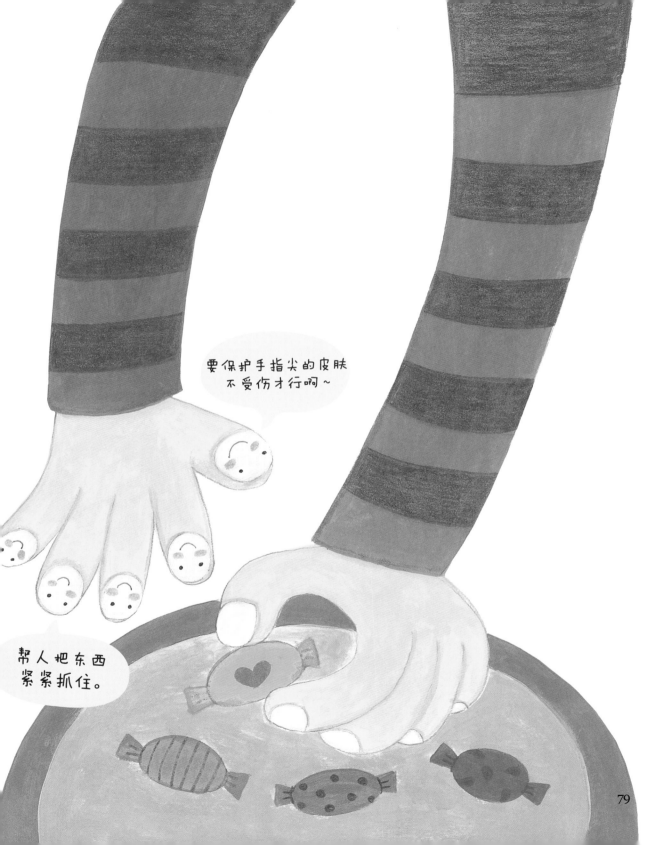

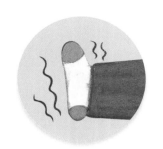

脚为什么会麻？

如果我们弯着膝盖跪了太长时间，脚就会渐渐发麻。那是因为流通到膝盖之下的血管被压住，血液循环受到了阻碍。

我们的身体一直需要氧气。但是，当血管被挤压，血液不能正常流动时，肌肉就会缺氧。这时，神经会把麻的感觉传送给大脑，告知大脑"我需要氧气"。

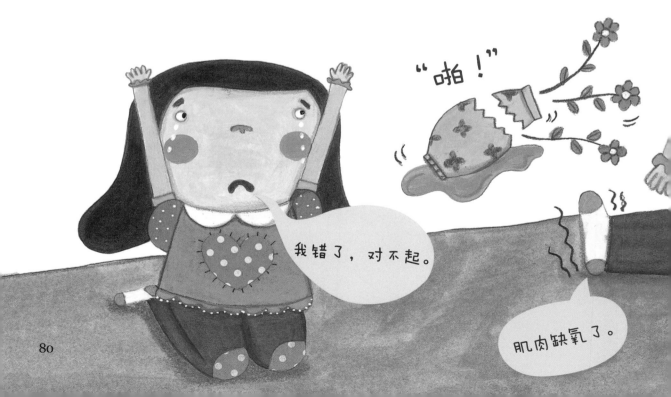

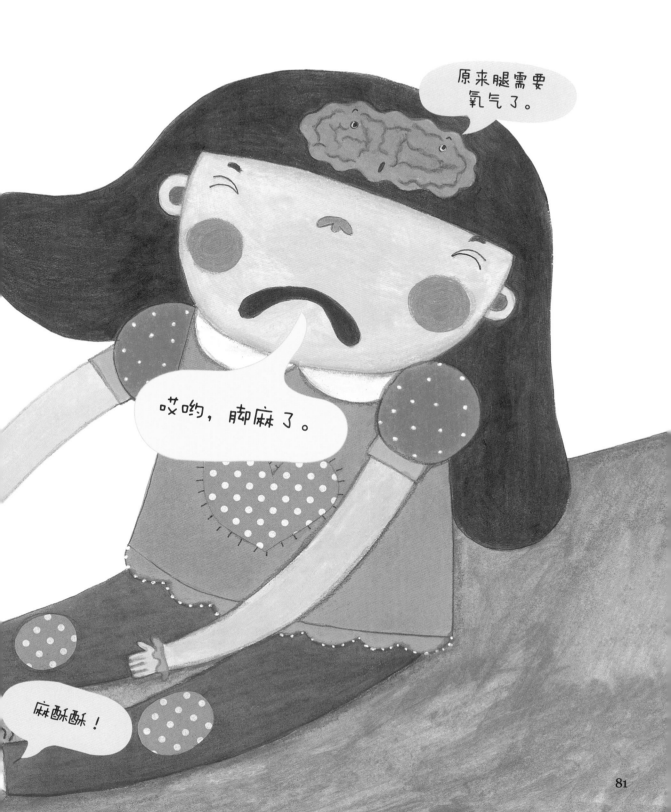

81

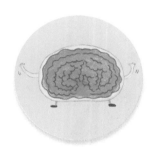

为什么人分右撇子和左撇子？

　　人类的大脑非常发达，分为左脑和右脑。在所有动物中，有这种区分的只有人类。

　　右撇子和左撇子是由人的左右脑哪一边更发达决定的。左脑控制人的右侧身体，右脑控制人的左侧身体。所以，左脑比较发达的人就是右撇子，而右脑比较发达的人就是左撇子。

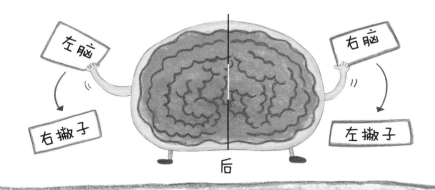

左脑　右脑　右撇子　左撇子　后

知识拓展　　　左脑主要负责人的语言和计算等能力，而右脑主要负责音乐、美术这样的创造性能力。据说，实际生活中，左撇子的人当中有很多艺术家。大多数的人左脑更发达，所以右撇子的人数量更多。但是，如果按照一定方法进行训练的话，人可以同样灵活地使用左右手。

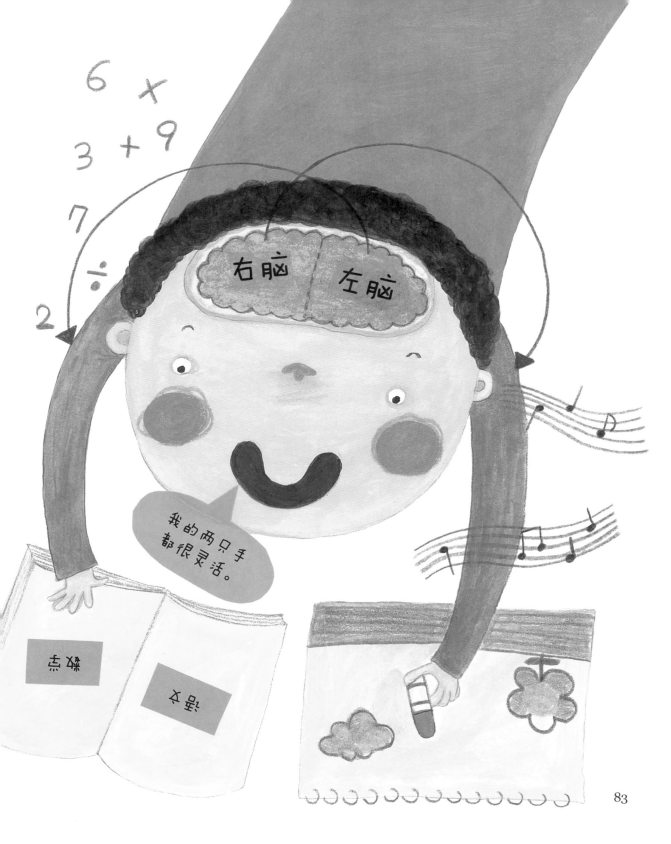

83

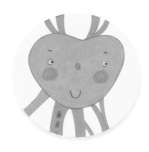

心脏为什么会跳？

心脏的作用是向全身每个角落输送干净的血液，提供营养物质和氧气。心脏扑通扑通地跳是**为了把血液输送出去而在努力地进行收缩**。

一般健康的成年人每分钟心跳约 70 次。而小朋友的心脏则比大人的跳得更快一点，每分钟 80—90 次。而且，我们在跳绳的时候，心脏会跳得特别快。做运动的时候，我们的肌肉需要更多的能量，而心脏在察觉之后，为了给肌肉更快地输送血液，就跳得更快了。

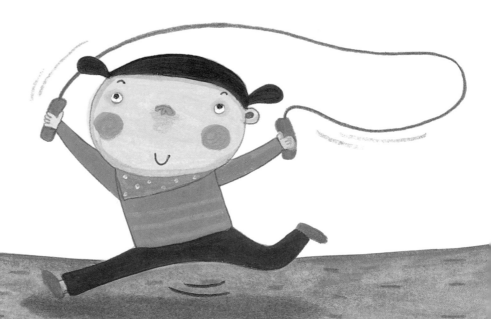

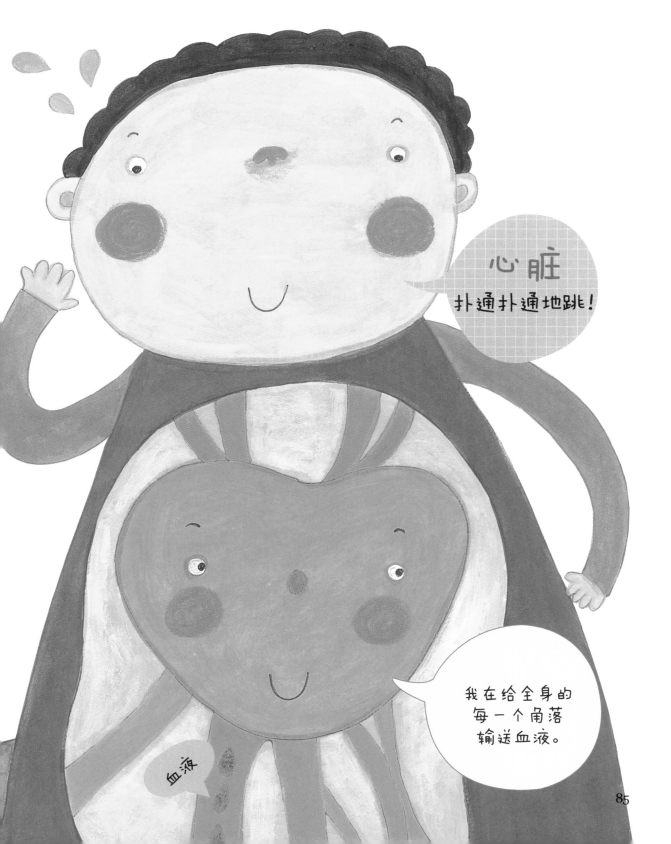

85

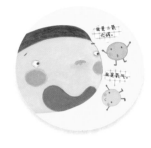

快跑的话为什么
会气喘吁吁？

在快跑的时候，我们的身体会产生很多的二氧化碳，而氧气就会不足。这时，我们的身体为了快速地把二氧化碳排出体外和接收更多的氧气，就会快速地呼吸。

因为氧气是通过血液提供给肌肉的，所以心脏会比平常跳得更快，好把血液更迅速地输送给肌肉。

这样，心脏跳动的速度比平时快得多，所以我们呼吸时就会气喘吁吁了。

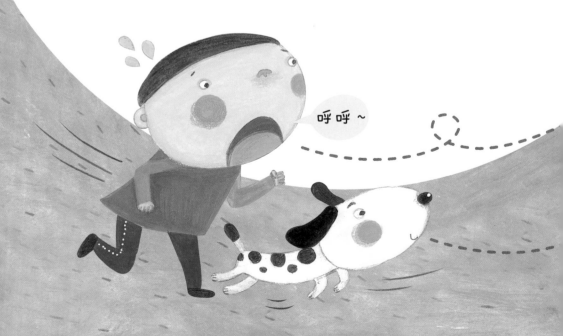

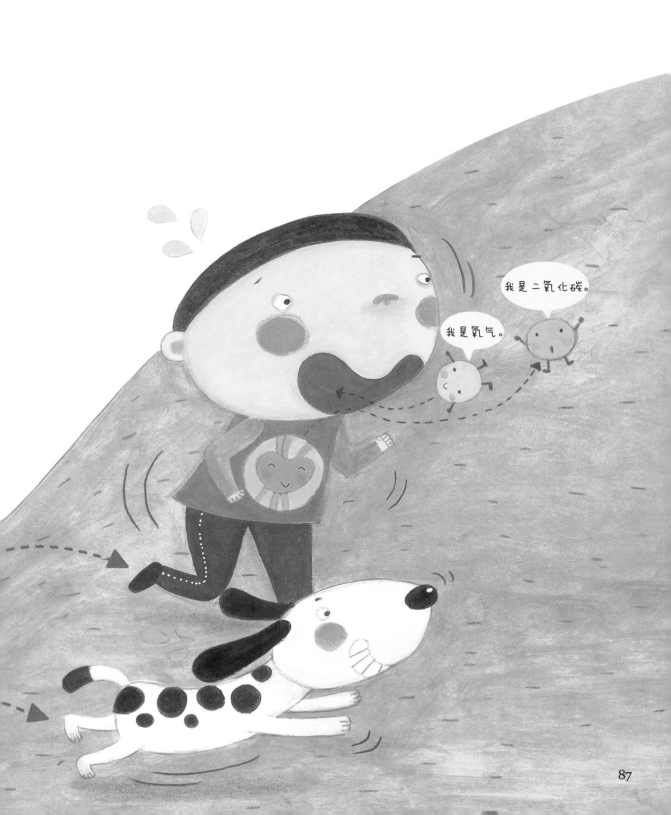

87

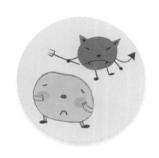

盲肠被割掉之后人能正常生活吗?

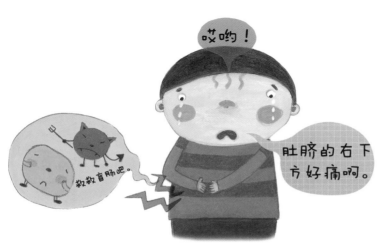

哎哟!

救救盲肠吧。

肚脐的右下方好痛啊。

不论是男人还是女人,盲肠的位置都在肚脐的右下方,大小不过5—6厘米。

盲肠里,有可能会进鱼骨头、手指甲之类的东西。这些东西可能会划伤盲肠,导致肚子痛。如果因为细菌感染而引起炎症,也会导致肚子痛。

人如果得了盲肠炎的话,会发烧,呕吐,这个时候就需要动手术,把盲肠割掉。盲肠虽然会发挥免疫机能,但是即使被割掉了,我们身体的免疫机能也不会出现什么异常。所以,人即使割掉了盲肠,也能正常地生活。

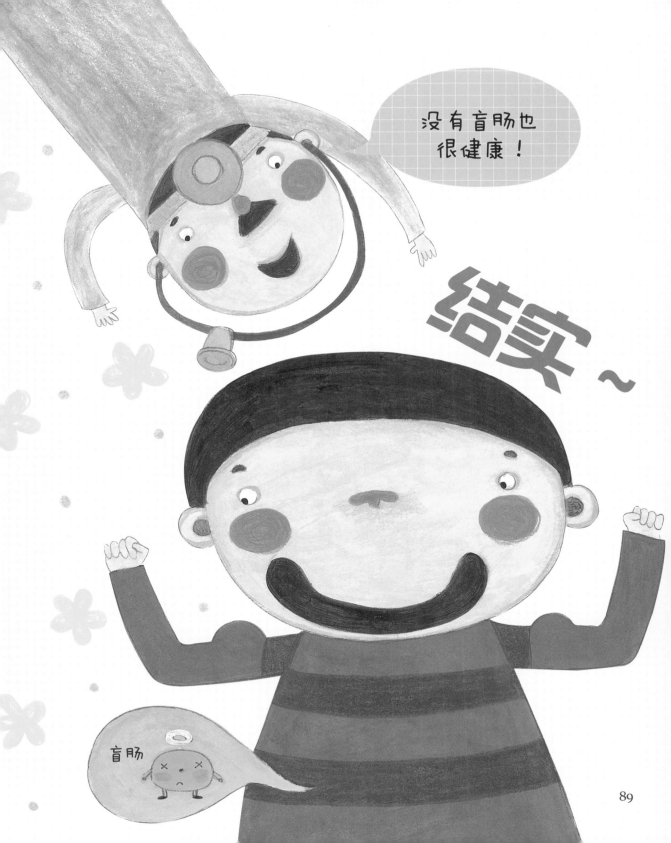

89

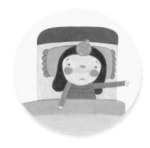

为什么一定要吃饭？

　　汽车或者飞机一定要有油才可以动起来，对吧？*而人如果不吃东西的话，是没有办法活下去、动起来的*。我们要通过吃东西来获取能量，才会有力气动起来。而且，要全面均衡地摄取营养，我们的身体才会健康地成长。如果我们不挑食，吃各种各样的食物，那生病的时候就会恢复得更快一点。

　　那么，我们吃下去的食物是怎么消化的呢？

　　食物进入口中，通过牙齿的咀嚼，与唾液充分混合后，再被吞咽下去。到了胃中，食物和消化酶充分地混合后，会变得像粥一样黏稠。之后它就被送入小肠，在这里，食物中的养分得到吸收后，被输送到全身的每一个角落。然后，食物的残渣被送入大肠，在这里，食物中的水分被吸收，而剩下的残渣再被送往肛门。这就是屎了。

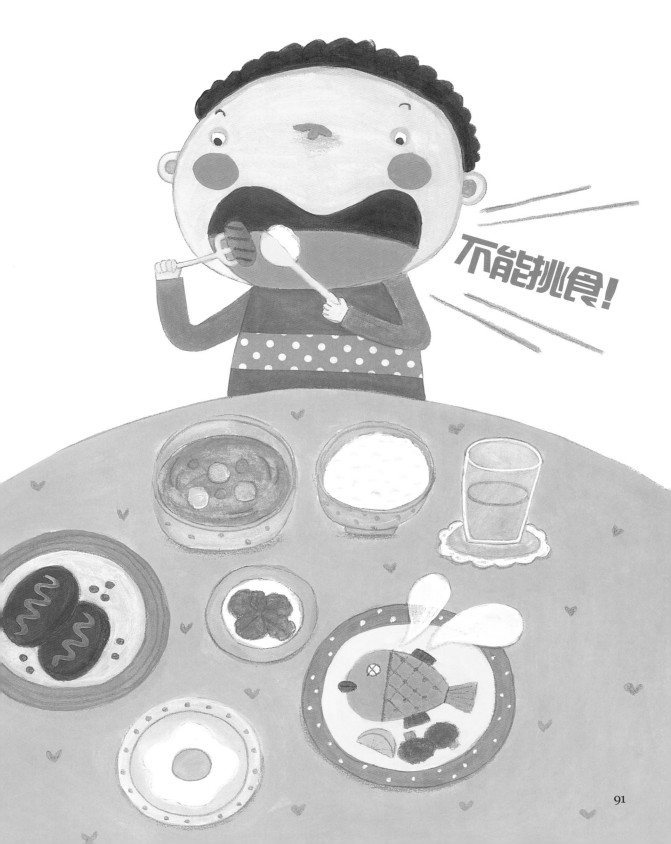

不能挑食！

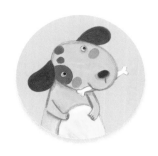

肚子为什么会饿？

　　如果我们一整天不吃东西的话，一定会饿得什么事都不愿意做吧？我们会感到肚子饿，是因为大脑向身体发送了"我需要食物"的信号。

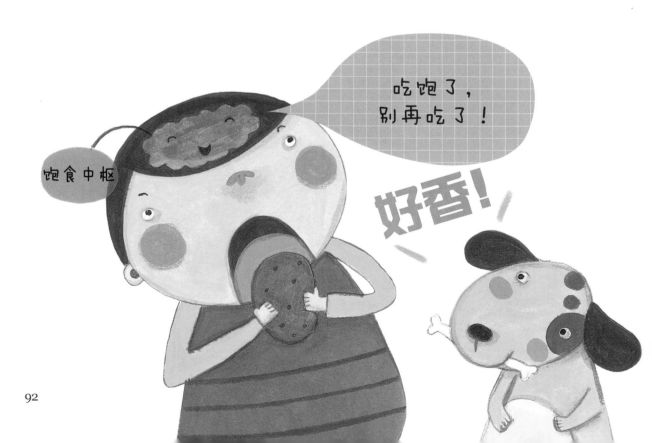

我们的大脑中有专门的部分来负责观察肚子是饱了还是饿了。

当我们吃东西吃到一定程度时，大脑会发送"现在吃饱了"的信号，我们就会停下来不再吃东西。与此相反，当我们什么都没吃时，大脑发送"肚子饿了"的信号，我们就会开始吃东西。

据说，吃饭速度特别快的话，人很容易长胖。那是因为我们的大脑接收到"吃饱"的信号大约需要30分钟，如果吃饭吃得太快，就会在大脑还没感受到饱腹之前吃太多东西。

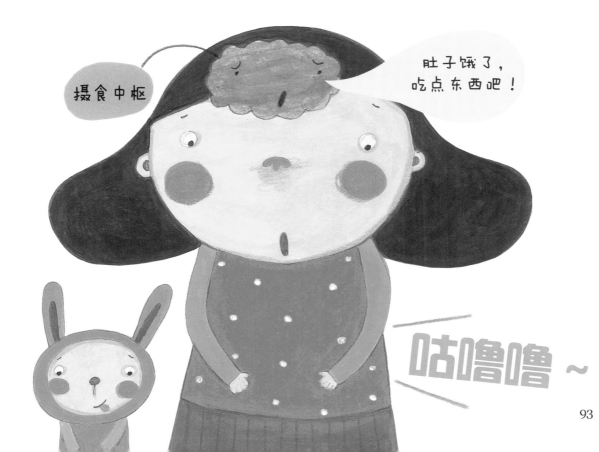

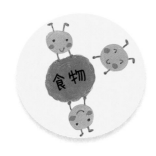

胃切除之后人还可以活吗？

胃是由肌肉组成的，很结实，样子像一个口袋，当我们吃了很多东西时，它会变大。如果饿一天左右，它又会变得很小。

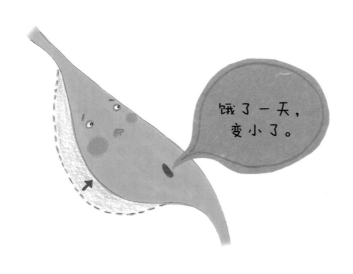

饿了一天，变小了。

食物进到胃里后，胃液与食物均匀地混合，食物就会变得像粥一样。胃还会分泌胃酸，消化食物。但是，如果胃液不能按时分泌，或者分泌得过多，胃壁就会遭到破坏，形成胃溃疡。人在得了胃部疾病之后，可能需要切除胃的一部分或全部，即便是这样，人还是可以正常生活。但是，没有了胃之后，人只能吃那些非常容易消化的食物，并且每次吃东西也只能吃一点，还是挺不方便的。

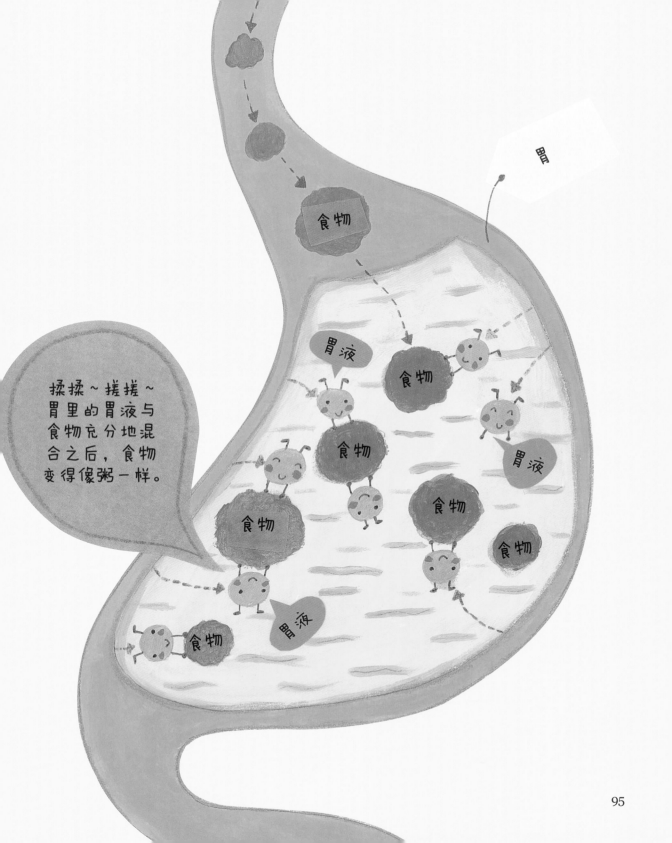

95

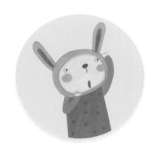

肚子为什么会咕噜咕噜地叫?

许多人在一起时，肚子突然发出咕噜咕噜的声音，你一定也有过这种让人难为情的经历吧？其实，我们完全没有必要因为这件事感到不好意思。胃会发出这样的声音是因为它非常健康。

我们不吃东西时，胃里虽然没有食物，但是充满了空气。健康的胃即使只有空气也会努力地活动。这时候，胃里的空气向下，往小肠的方向走，就会发出咕噜咕噜的声音。

另外，我们吃东西之后，胃会把食物变成粥的样子，再送往小肠。这时候，不仅是食物在往下走，水和空气也一起往小肠走。小肠为了让食物顺利地向下走，也会规则地运动。这时候，食物、水和空气相互融合，也会发出咕噜咕噜的声音。

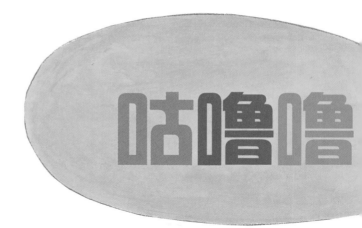

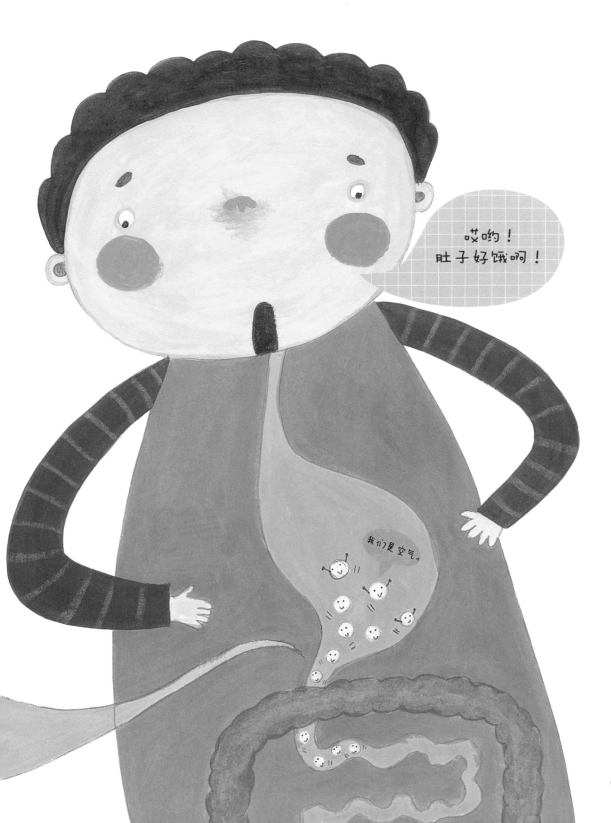

97

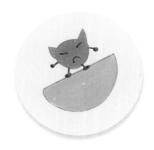

为什么会呕吐？

　　胃部有两道门。一个在胃的上部和食道相连的地方，叫作"贲门"；另一个在胃的下部，叫作"幽门"，通过它，胃将消化后的食物一点一点地送入小肠。

　　平时，贲门是关闭的，这样可以防止食物倒流。但是，如果吃得太多，或是吃了一些对身体有害的东西，我们的身体就会试图把它们赶出去。这时候，胃就会收缩，把胃里那些有害的食物往胃的入口方向送。那么，贲门打开，幽门关闭，食物就会从嘴中吐出来。

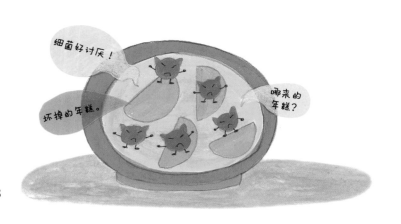

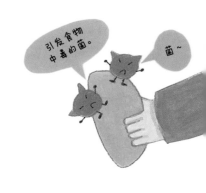

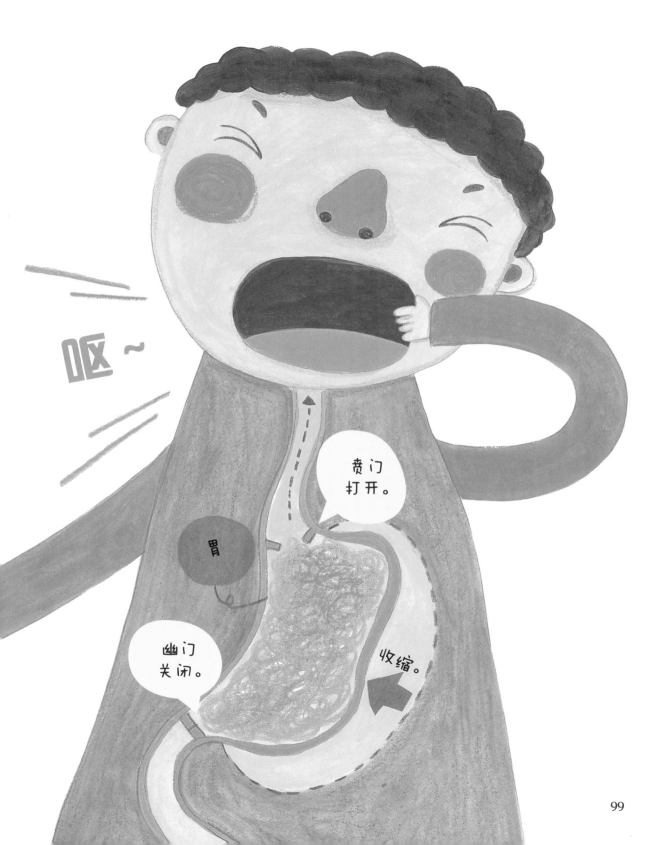

99

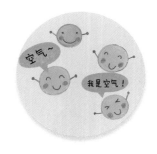

为什么会打饱嗝？

我们吃东西的时候，咽下去的不仅是食物，还有一些空气。如果吞咽了太多的空气，或者喝了像可乐、汽水这样的碳酸饮料，胃就会胀起来，空气在胃的上部积聚，到一定程度之后，就会从连接着胃和嘴的食道中跑上来。这时候，**从嘴里跑出来的气体就成了饱嗝。**

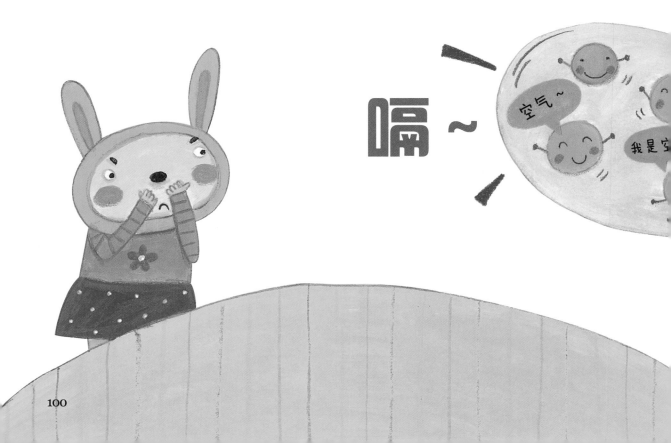

嗝~

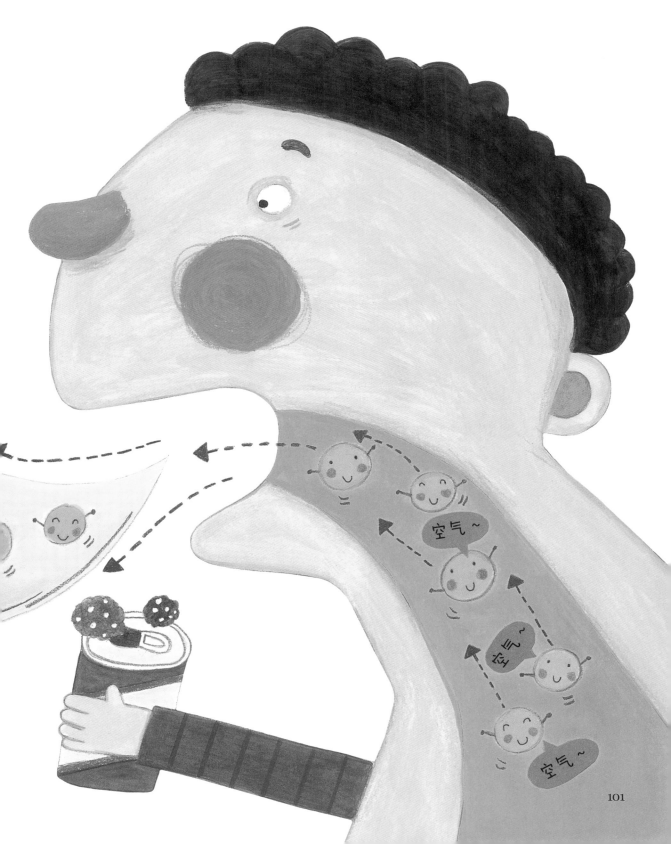

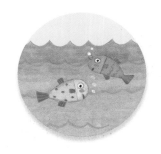

不呼吸的话人可以活多久？

　　我们一直呼吸，是为了吸入干净的氧气，同时把二氧化碳排出体外。

　　我们身体里的细胞，如果没有氧气的话，就会死掉，所以我们要一直呼吸，为它们输送氧气。

　　如果我们不呼吸的话，就只能活几分钟（小朋友们可千万不能模仿哦！）。即使是世界上最擅长潜水的人，也很难憋气超过3分钟。

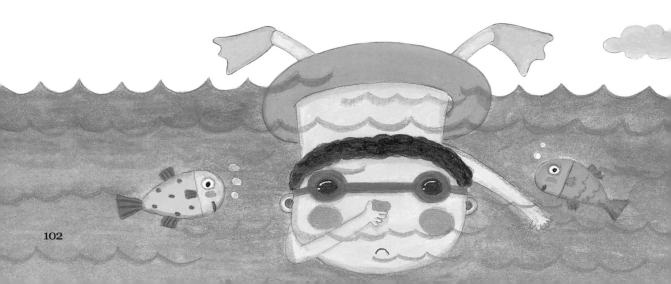

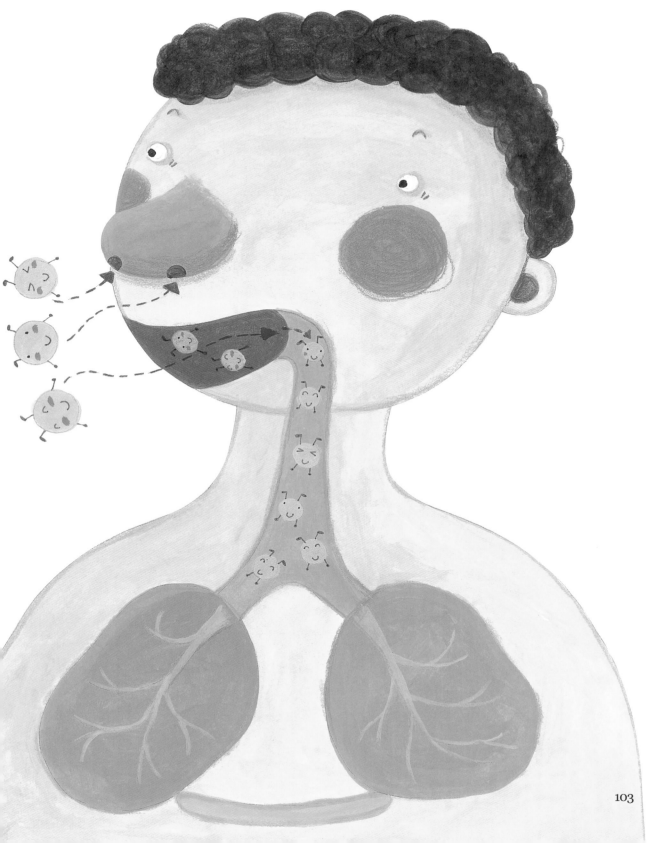

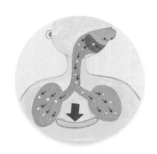

为什么人有时会
不停地打嗝？

肺部的下方有一块肌肉，**叫作横膈膜**。横膈膜在我们吸气的时候往下沉，这时肺里面充满了空气，膨胀变大。相反，当我们呼气的时候，横膈膜往上提，肺把内部的空气排出体外，恢复成原来的大小。

当我们吃东西太快，或者笑得停不下来时，就会不停地打嗝，那是因为肺部进入了太多空气而**引起了横膈膜的痉挛**。横膈膜随意地将空气放进肺部又排出，空气就会突然上升到嗓子，引起声带的振动，发出"呃"的声音。

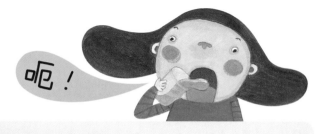

呃！

知识拓展　　连续打嗝时如果想要停住的话，可以喝水和深呼吸。另外，突然受到惊吓时，呼吸器官的肌肉也会受到惊吓，这时横膈膜恢复正常运动，所以打嗝也可以停下。如果打嗝一直停不下来，一定要去医院看医生。

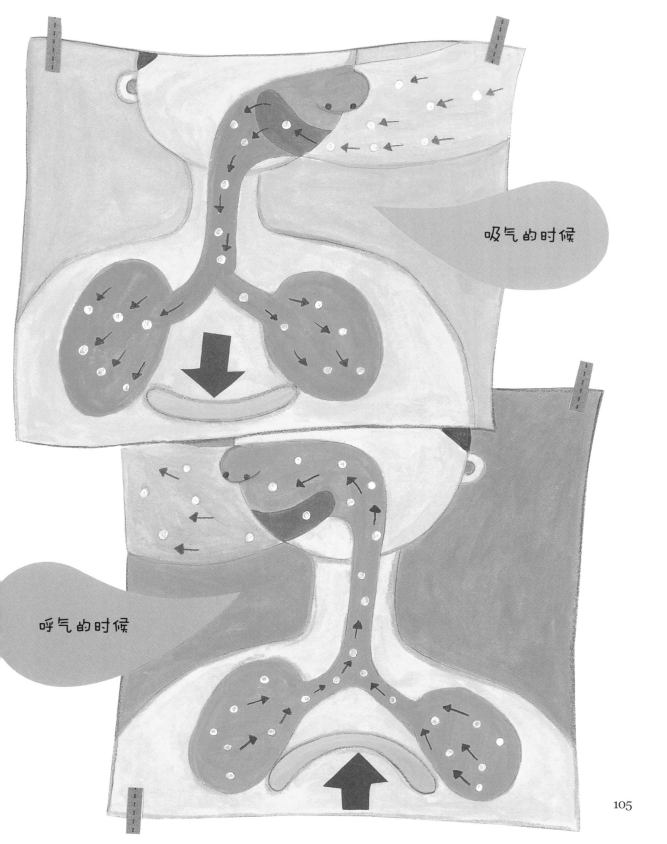

吸气的时候

呼气的时候

105

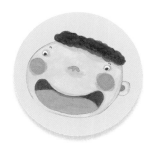

尿和屎是怎么形成的？

　　脊柱的两边有两个形状像黄豆的东西，叫作肾。肾会把进入血液中的一些人体不需要的东西过滤掉，*过滤后剩下的残留物就是尿。*

　　尿储存在膀胱里，到了一定的量之后通过尿道排出体外。

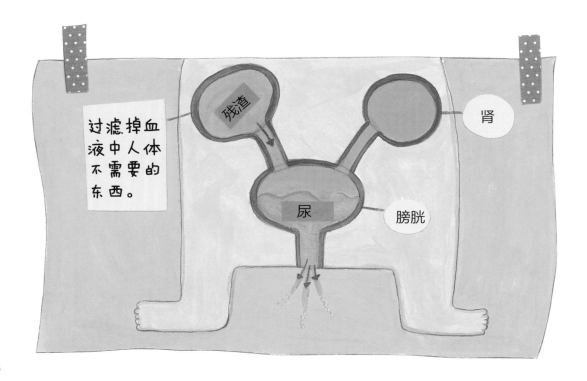

过滤掉血液中人体不需要的东西。

残渣

肾

尿

膀胱

那么，屎是怎么形成的呢？

我们吃东西后，胃会把食物变得像粥一样，再送入小肠。小肠吸收了人体需要的养分之后，再把剩下的残渣送入大肠。大肠只吸收其中的水分，之后剩下的残渣就是屎了。

屎在直肠中积攒一段时间后，再通过肛门排出体外。

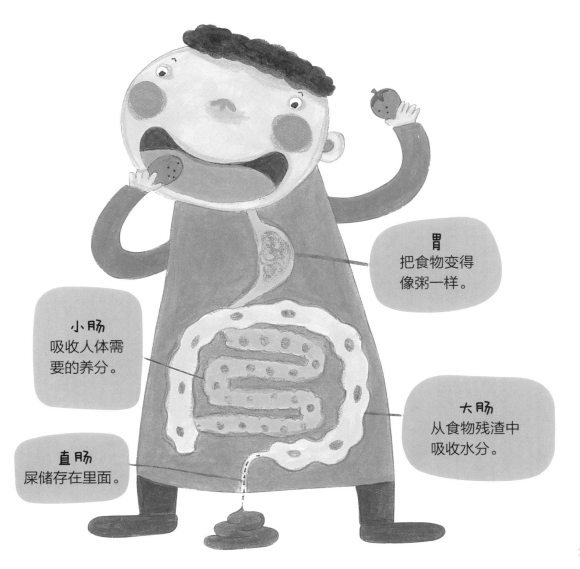

胃
把食物变得
像粥一样。

小肠
吸收人体需
要的养分。

大肠
从食物残渣中
吸收水分。

直肠
屎储存在里面。

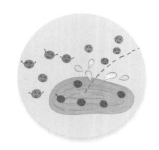

撒完尿之后身体为什么会抖？

当膀胱里装满尿时，它会向大脑发送信号，人就会觉得想尿尿，然后就会上厕所。

然而，撒尿的时候，我们身体的热气也会一起被排出体外。所以，人体的体温会短暂地下降。我们的身体为了**把失去的温度补充回来**，会做出反应，撒尿的时候身体就会抖动，因为肌肉运动时可以产生热量。

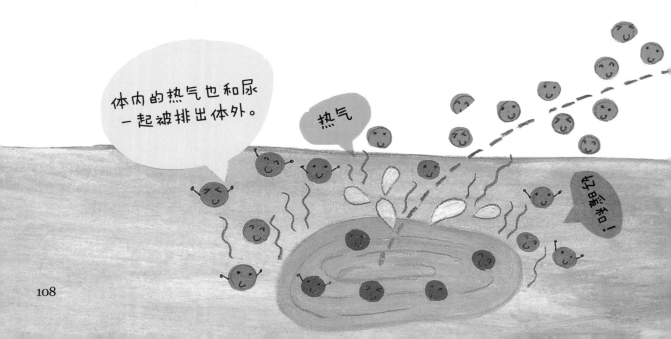

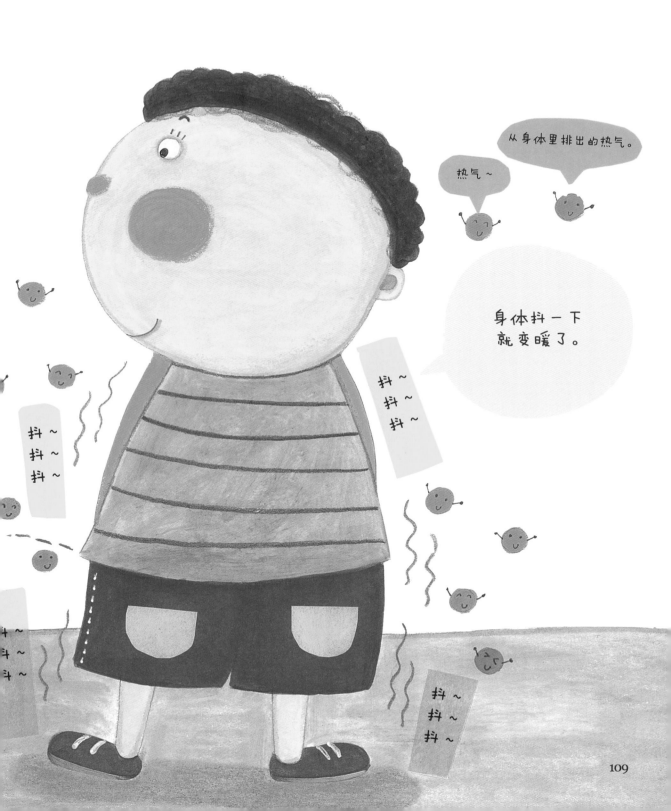

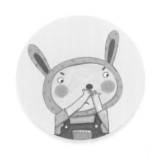

为什么会放屁？

　　我们在吃东西的时候，同时也会吞咽一些空气。但是，如果咽下了太多的空气，气体就会和食物残渣一起进入大肠。而大肠里的一些细菌和微生物在分解食物残渣时也会产生气体。放屁就是这些气体通过肛门排出体外的一种正常的现象。

　　人每天在自己都没有察觉的情况下，会放 13—15 次屁。特别是吃了红薯和杂粮饭这类高纤维的食物之后，会放更多次屁。

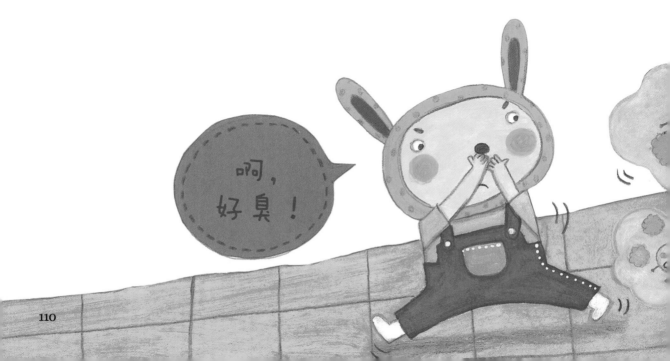

放屁时发出响声，是因为气体在排出时引起了肛门周边的肌肉振动。

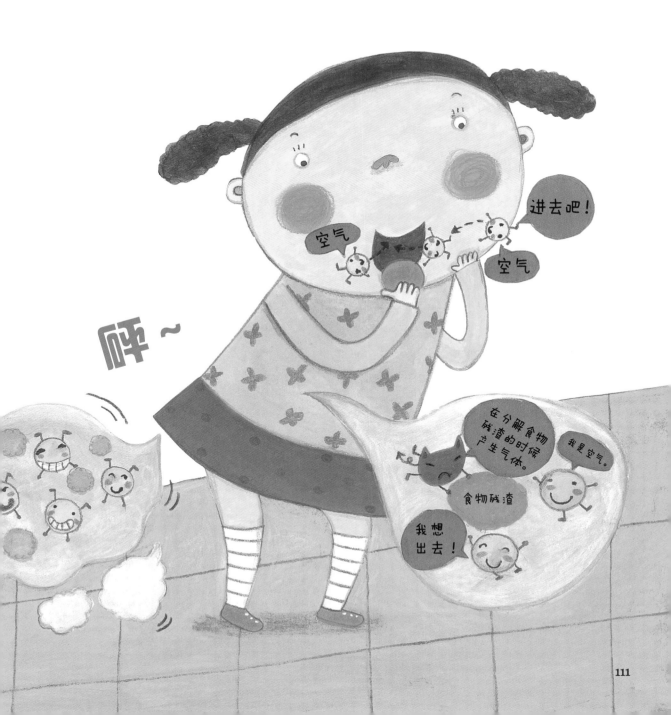

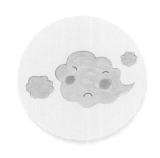

放屁为什么会有臭味呢?

放屁的时候,如果跟食物一起咽下去的空气比分解食物时产生的气体更多,响声会比较大,而气味不会特别难闻。但是,如果分

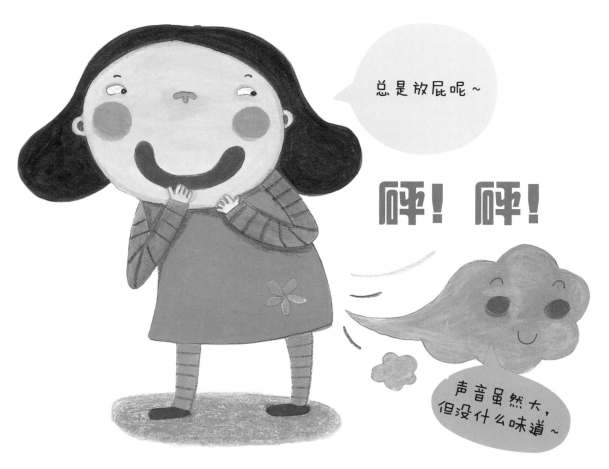

总是放屁呢~

砰! 砰!

声音虽然大,但没什么味道~

解食物产生的气体比咽下的空气更多，那即使没什么响声，气味也会特别臭。

另外，屁的气味大小与人吃了什么东西也有关系。比起米饭之类的碳水化合物，人在吃了肉类这样的高蛋白食物之后，放的屁会更臭。

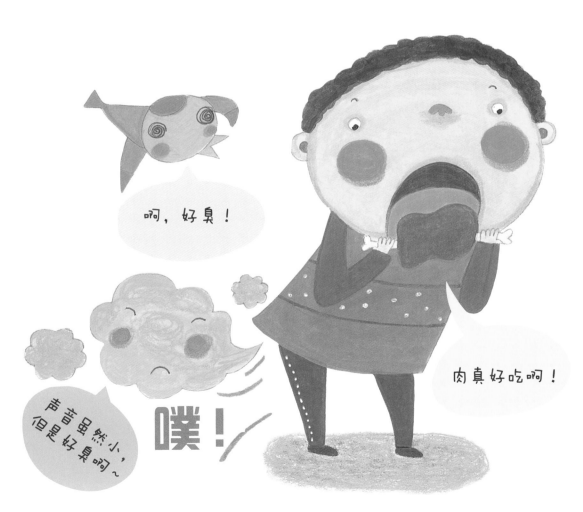

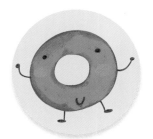

血液是在哪里形成的?

神奇的是，人在出生之前和出生之后，血液形成的地方是不一样的。

胎儿在妈妈肚子里的时候，血液是在肝、脾、扁桃腺、胸腺、淋巴结等位置中形成的。出生之后，则是在胸骨、脊椎、肋骨、骨盆中的骨髓里形成。

成年人体内一般有5升左右的血液在流淌着。在人的一生中，身体里形成的血液有500千克那么多。

知识拓展

血液由血浆、红细胞、白细胞、血小板组成。

血浆将我们从食物中吸收的养分输送给全身，同时也把身体里的废物运到肾脏。

红细胞把肺中的氧气运送到全身各个角落，同时也将二氧化碳运到肺部。

白细胞负责与进入我们身体的病菌对抗并杀死它们。如果白细胞没有赢的话，我们就会生病。

血小板在我们受伤时帮我们止血，让伤口愈合。

血液对我们的身体非常重要，而血液的生成需要身体均衡地摄取养分。所以说，一定不能挑食啊!

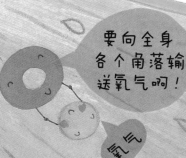
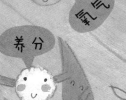
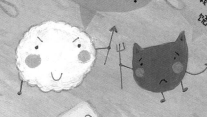
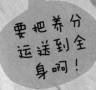
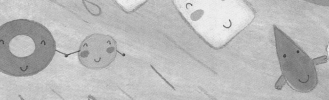

组成血液的四大金刚！

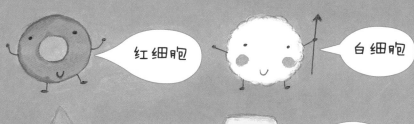

红细胞

白细胞

血浆

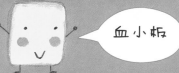

血小板

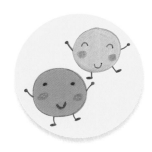

血是红色的，那为什么血管是青色的？

血管有两种，一种是动脉，一种是静脉。动脉中的大动脉，是把新鲜血液从心脏运往全身各个地方的通道；静脉中的大静脉，是把收集了全身各个地方的代谢产物和二氧化碳的血液运回心脏的通道。

从心脏出去的血液因为充满了氧气，所以是鲜红色的，而回到心脏的血液因为充满了二氧化碳，所以是暗红色的。

血管为什么看起来是青色的呢？

其实，我们透过皮肤看见的只是含有较少氧气的暗红色血液。流着暗红色血液的静脉，就长在皮肤的下面，紧挨着皮肤，所以看得清楚。我们手背上那些很细的青色血管就是静脉。

而流着鲜红色血液的动脉，长在皮肤之下很深的地方，所以肉眼没办法看见。

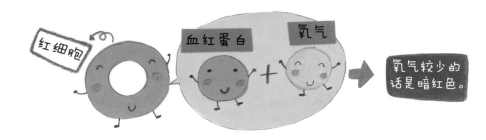

红细胞　血红蛋白　氧气　氧气较少的话是暗红色。

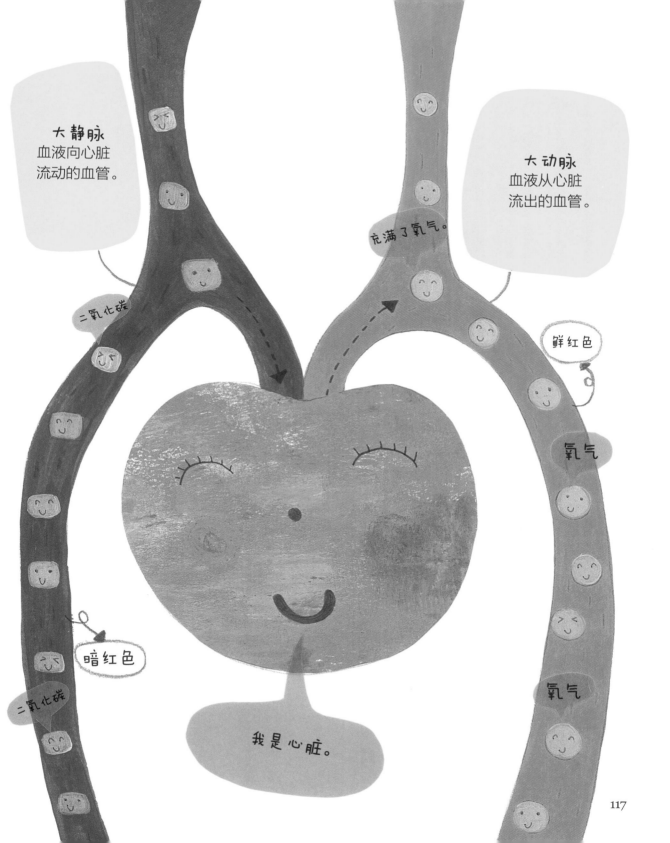

脸为什么会变红或者变白?

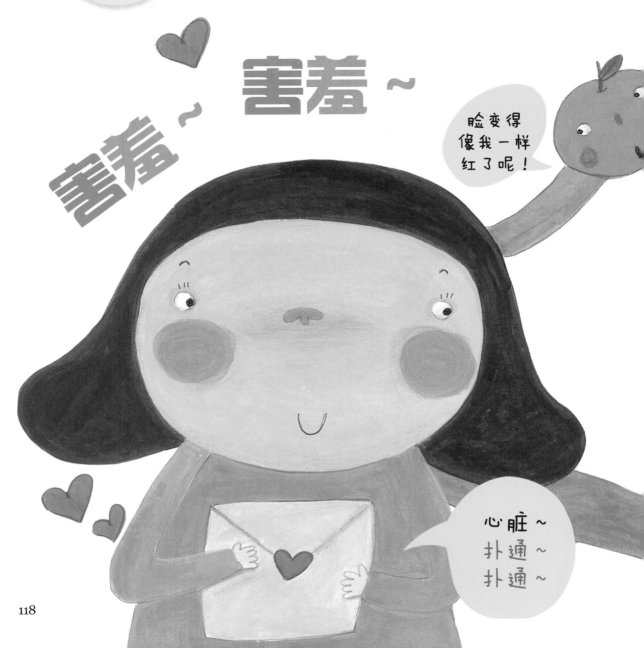

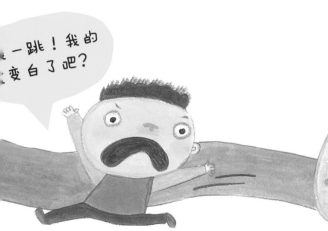

运动的时候脸会变红。

我的脸也是红的。

生气的时候脸也会变红。

当我们害羞或者做剧烈运动的时候，脸会变红，对吧？那是毛细血管里的血液上涌，也就是充血造成的。充血时，毛细血管为了让更多的血液通过，就会膨胀，而脸上的皮肤又非常薄，从外面就很容易看到皮肤下面的情况。因此，脸看起来就变红了。

那么，人在受到惊吓或者感到害怕时，脸为什么又会变白呢？那是因为这种情况下血管会收缩。人被吓一跳的时候会心跳加速，血管收缩变窄，血量也随着变小。这时候脸看起来就变白了。

吓一跳！我的脸变白了吧？

害怕吧！

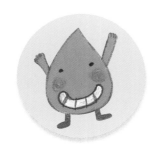

血型是可以改变的吗？

人的血型分为 A 型、B 型、O 型和 AB 型，在出生的时候，血型就已经确定了。但是，接受了骨髓移植的人，血型是有可能改变的。

血液是在骨髓中形成的，但是有一些人的骨髓没办法正常发挥自己的作用。这时，他们就需要接受他人的骨髓移植，才能够活下去。即使两个人的血型不一样，只要组织配型成功，也可以进行骨髓移植。他人的骨髓进入身体后开始正常地造血，那么接受骨髓的人的血型就会变成捐献骨髓的人的血型。

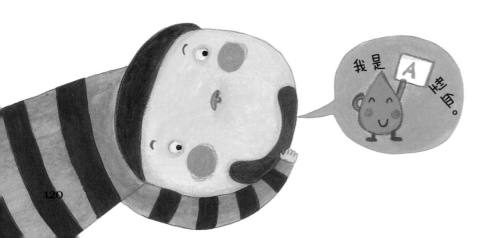

我是 A 型血。

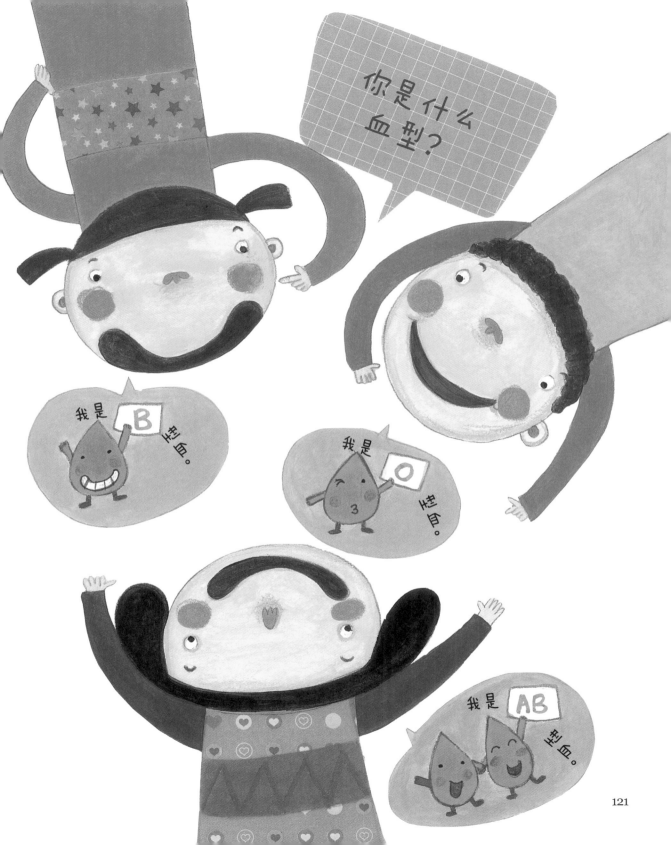

121

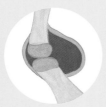
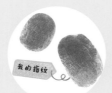
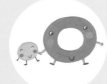
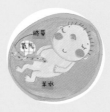

神奇的
身体

- 洗澡时间长了，为什么皮肤会变皱？
- 男人的嗓音为什么比女人的粗？
- 胎儿在妈妈肚子里的时候是怎么呼吸的？
- 不吃东西的话人可以活多久？

  向神奇的身体出发吧！

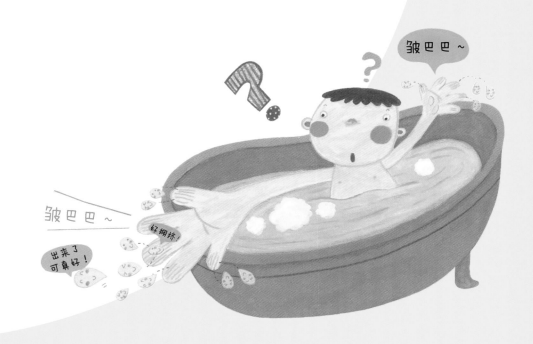

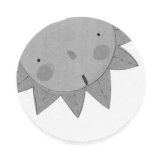

受伤的时候出血怎么止住？

　　小朋友们摔跤的时候，如果出血了，会害怕得"哇！"一声大哭起来吧。但其实不用担心。我们的身体非常聪明，血液里面有很多可以治疗伤口的细胞，有时候血自动就止住了。

　　如果我们被刀划伤或者摔倒了，伤口的位置会出血。这时，血液中的血小板会向伤口聚集，使血液凝固住。这样形成的血块堵住伤口，出血就停止了。而且，细菌也被拦在了外面，不会进

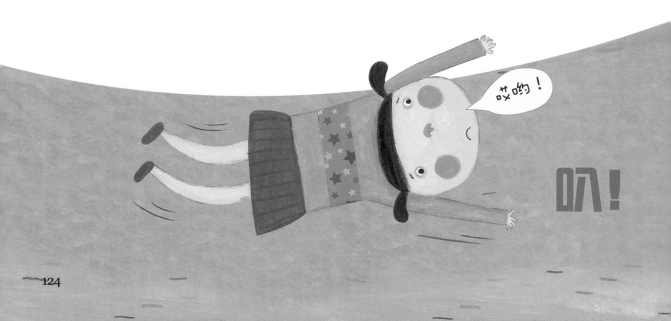

入伤口中。血块慢慢变硬结痂。皮肤为了让伤口愈合，会制造很多新的细胞，所以不久之后，新肉就会长出来。结的痂自然而然就掉了。

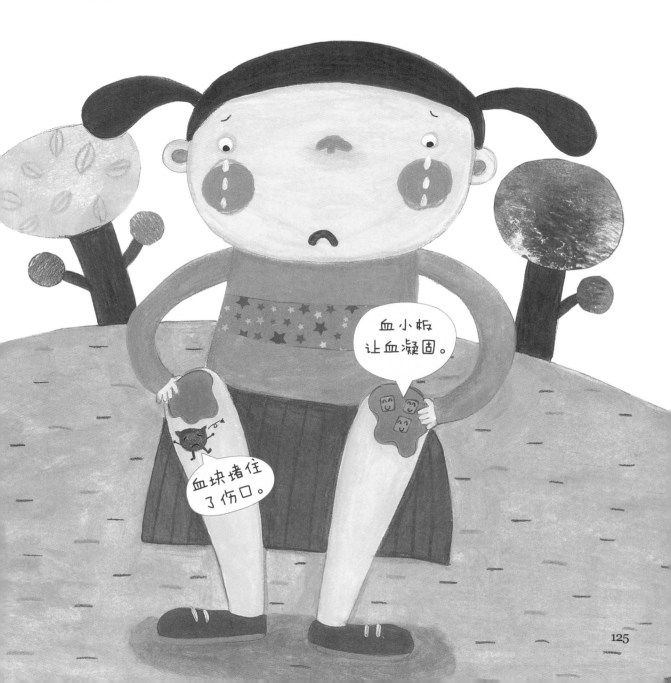

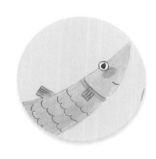

骨折后骨头是怎么恢复的？

骨头支撑着我们的身体，对我们来说非常重要。如果没有骨头的话，我们的身体就会软弱无力，连1秒钟都没办法站立。

胳膊上和腿上的骨头比其他部位的骨头更长、更弱，所以更容易发生骨折，但是过一段时间就能重新长好了。骨头折断时，断裂的位置会形成一种黏糊糊的物质，叫作骨痂。骨痂将断骨之间的空隙填满之后，会一点一点地凝固变硬，让骨头两端重新接好。

想让折断的骨头快点儿长好，首先要把骨头准确地接好，有时候为了让断骨不随便移动，还要打上石膏。

我是鱼！我身体里有很多钙，可以让骨头变结实。

知识拓展

想要让骨骼结实健康，就要多吃含钙的食物。牛奶、鱼等是含钙很高的食品。而想要让钙更好地吸收，就必须有维生素 D。维生素 D 在人体接受阳光照射时可以自然形成。所以说，适当进行户外运动对我们的健康十分有帮助。

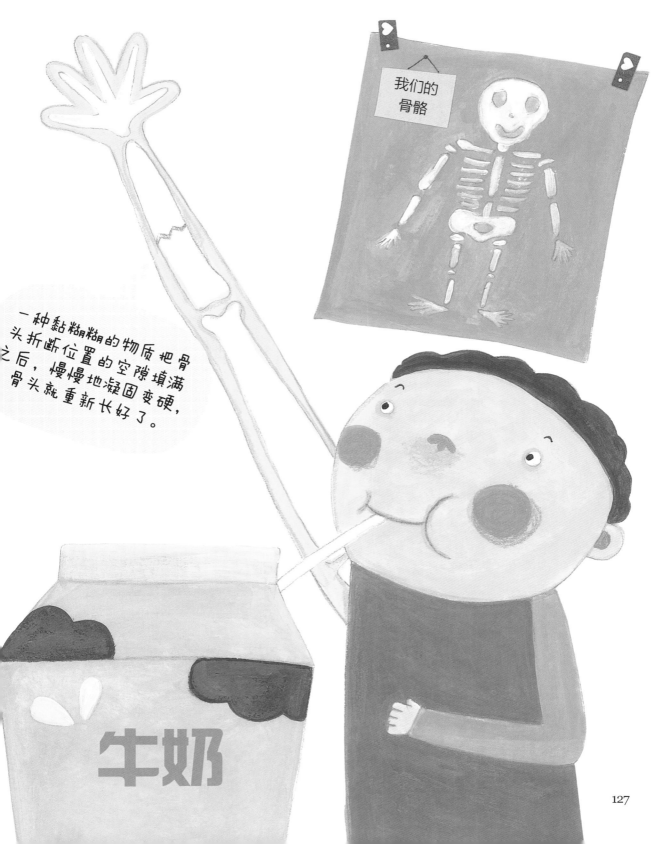

我们的
骨骼

一种黏糊糊的物质把骨头折断位置的空隙填满之后，慢慢地凝固变硬，骨头就重新长好了。

牛奶

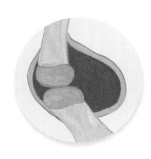

活动关节时为什么会出声音？

连接骨头与骨头的部分叫作关节。因为有关节，我们的身体才可以自由地弯曲和转动。

关节两侧的末端都长着软骨，软骨外部被一层薄薄的膜包裹着。这层膜之内，有一些滑滑的液体，叫作滑液，它们为软骨提供养分，帮助胳膊和腿顺利地弯曲和运动。

我们活动手指关节时，手会发出"咯吱"的响声，那是**有空气从滑液中跑出去而造成的**。

滑液中有氧气、二氧化碳等气体。我们活动手指的骨头时，滑液受到挤压，这种压力迫使滑液中的空气跑出去，所以发出了声音。

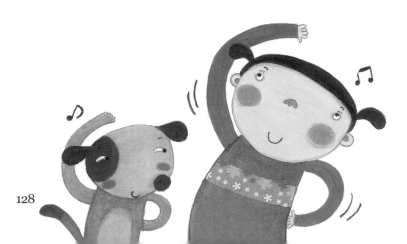

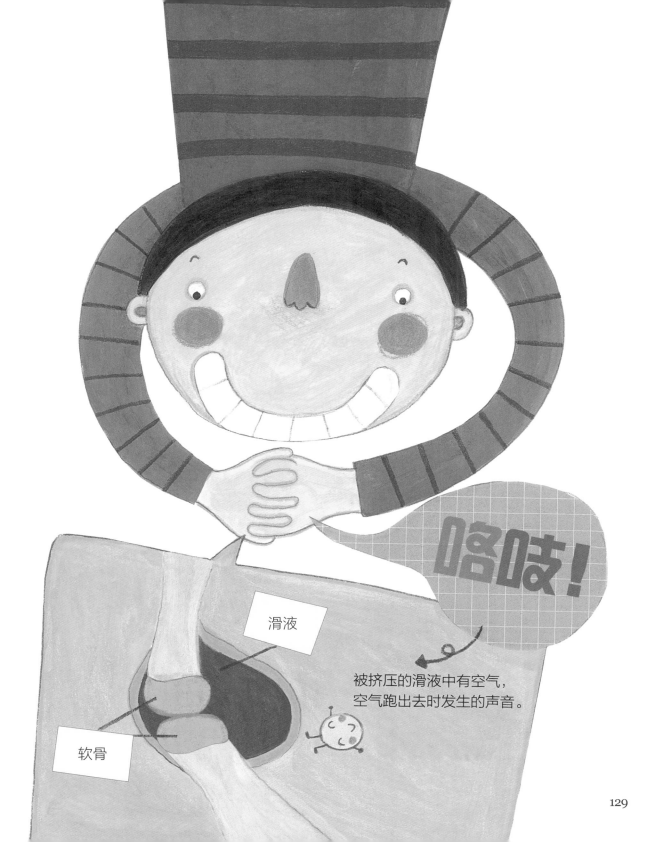

滑液

软骨

咯吱!

被挤压的滑液中有空气，
空气跑出去时发生的声音。

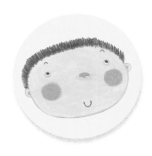

长个子可以长到几岁?

刚出生的婴儿，全身的骨头有 300 根左右。但是，成年之后，人的骨头数量减少为 206 根。这是因为婴儿时期软软的骨头随着年龄的增长，互相融合，成为坚固的骨头。

人的一生当中，个子长得最多的时期应该是从出生到 1 周岁的这段时间。这一年据说个子可以长 25 厘米。但是，骨头不可能没有限度地一直长下去。如果人到死之前都能长个子的话，那可能会长得像恐龙一样高。

人的骨骼在生长激素分泌减少、骨头两端的生长板闭合之后，就不再生长了。男人到了 25—28 岁，女人到了 23—24 岁，个头就不会再长了。

知识拓展

生长激素在睡觉和运动的时候分泌得最多。而且据说生长激素在晚上 10 点到凌晨 2 点之间分泌得最旺盛。所以说我们要早睡才会长个子啊!

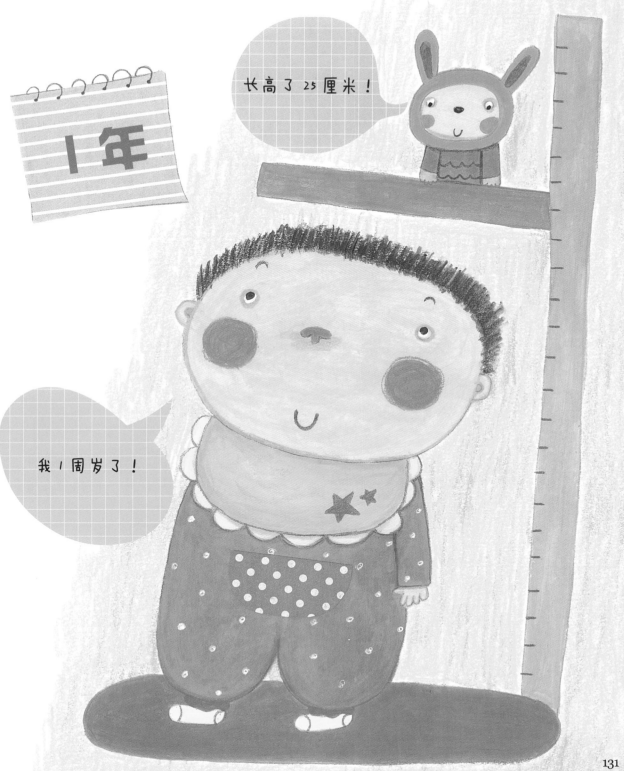

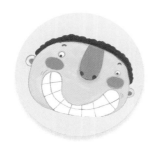

我们的身体是怎么动起来的?

　　我们的整个身体都包裹在肌肉里。我们的身体之所以能动，多亏了这些占体重一半以上的肌肉。肌肉有两类，一类是附着在骨骼上的。当大脑向这类肌肉下命令时，肌肉在拉长或收缩的同时，骨头也会跟着弯曲或伸展，这样我们的身体就动起来了。

　　我们可以皱眉，可以笑，可以眨眼睛，都是多亏了有肌肉的存在。

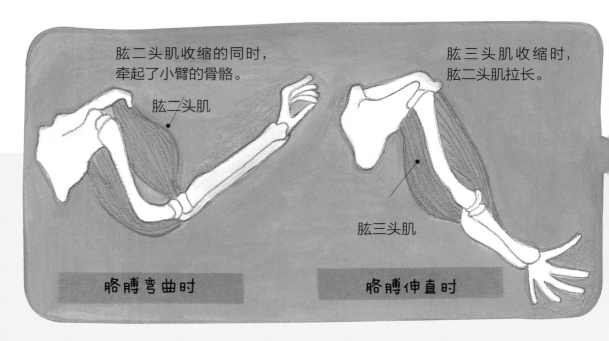

肱二头肌收缩的同时，牵起了小臂的骨骼。

肱二头肌

肱三头肌收缩时，肱二头肌拉长。

肱三头肌

胳膊弯曲时

胳膊伸直时

另外一类肌肉是胃、肠等器官的组成部分。这种肌肉并不附着在骨骼上，我们也就无法按自己的想法让它们动起来。

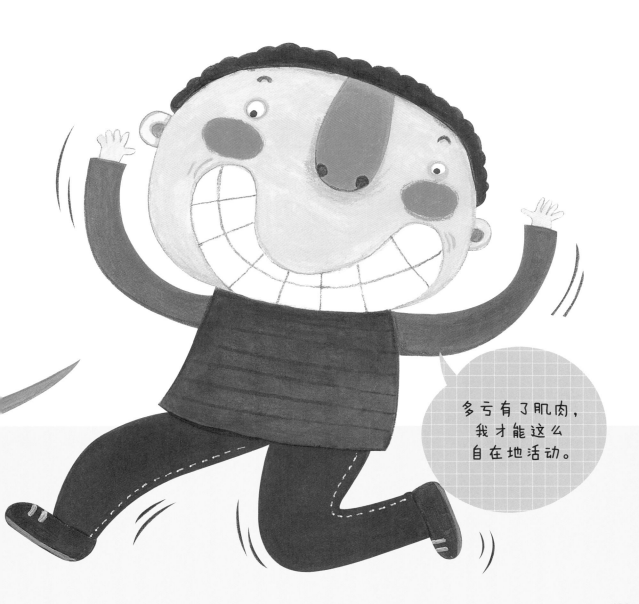

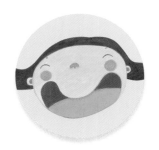

为什么多笑对身体好?

　　笑的时候,不光是脸上的肌肉,呼吸器官和腹部的肌肉等30多种肌肉,都会一起运动。大笑 15 秒钟,可以得到与跳绳 3 分钟一样的效果。而且,笑还可以促进血液循环,提高身体的免疫力,既能让身体更健康,也能缓解压力。所以,越是有困难的时候,我们越要笑着面对啊!

　　对了,笑得太久的话,肚子会痛吧?

　　那是因为运动到了平时不太用得到的腹肌,同时刺激到了肠。肠蠕动得太厉害就会痛,所以不要担心,放心地大笑吧。

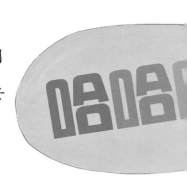

　　笑得越多,人生越幸福哦。

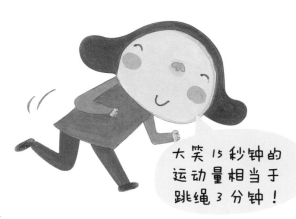

大笑 15 秒钟的运动量相当于跳绳 3 分钟!

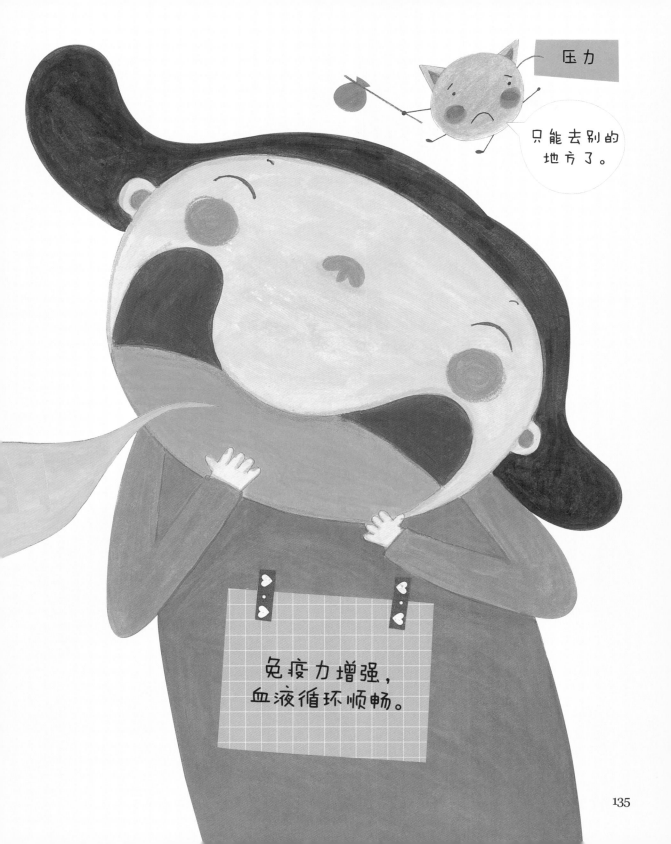

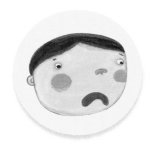

腿为什么会抽筋？

　　肌肉通过收缩和伸展的动作带动骨骼的移动。但是**如果收缩的肌肉一直不伸展开的话**，肌肉就会变得僵硬，发生疼痛现象。这就是抽筋。

　　当拉肚子、流了太多汗而使身体流失了太多水分，过度劳累，运动之前没有做好充分的准备活动，还有当肌肉运动过量而产生了

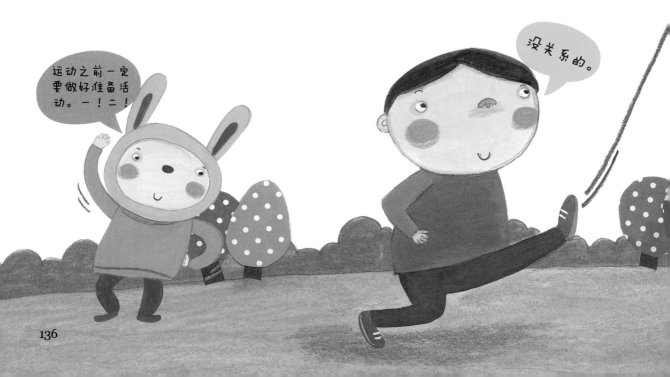

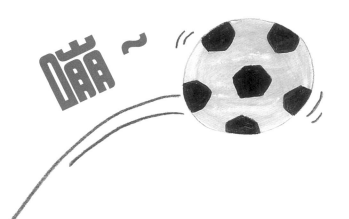

大量的叫作乳酸的代谢产物时，腿比较容易抽筋。

抽筋主要发生在腿肚子的位置。当腿肚子抽筋时，要伸直膝盖，把脚朝脚背的方向用力扳。把收缩的肌肉伸展开来，与反方向的肌肉形成对抗，才能缓解抽筋。

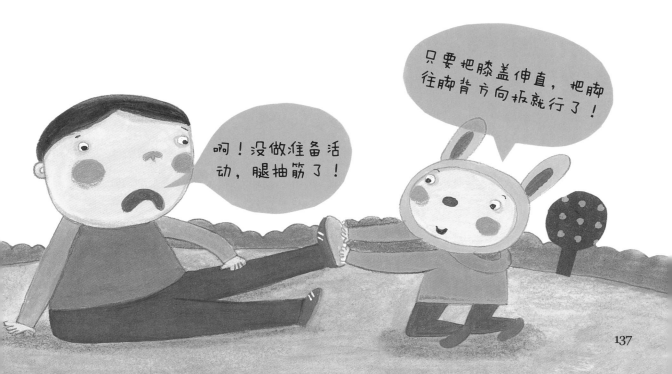

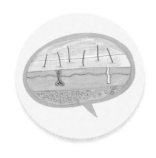

为什么人种不同，皮肤的颜色也不同？

皮肤中含有一种叫黑色素的色素。

黑色素越多，皮肤的颜色越深；而黑色素越少，皮肤的颜色越浅。

人的肤色与生活的自然环境有很密切的关系。生活在较热国家的人，皮肤颜色比生活在较冷国家的人要深一些，那是因为强光照射时，阳光中的紫外线刺激了黑色素细胞。这样，黑色素细胞会生成更多的黑色素。为了阻挡紫外线进入皮肤深处，就有越来越多的黑色素上浮到皮肤表面。所以，皮肤就会变黑了。

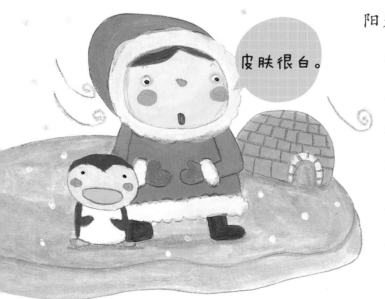

皮肤很白。

138

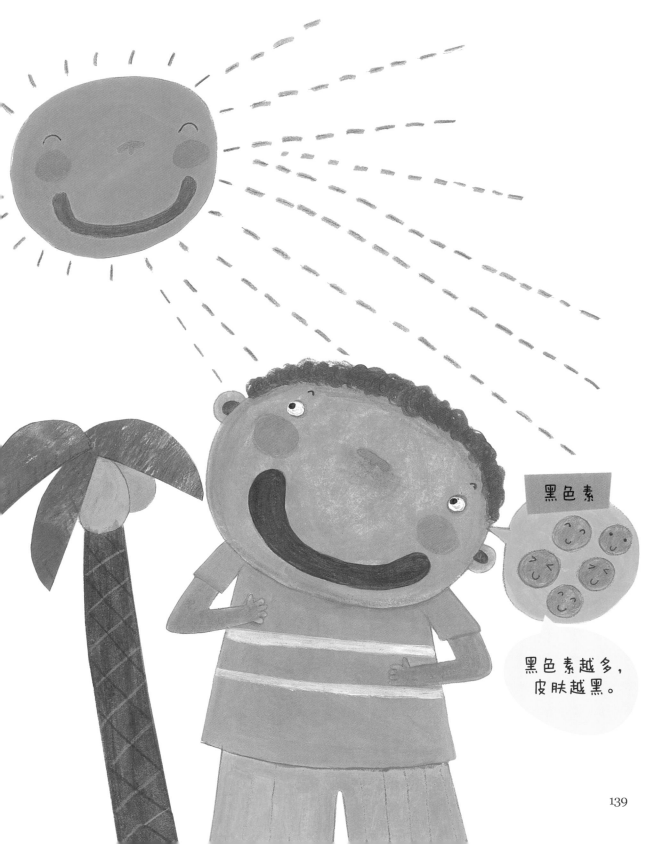

黑色素

黑色素越多，
皮肤越黑。

139

为什么皮肤会被阳光晒黑？

仲夏时节，被滚烫的太阳照射时间长了，皮肤会变红。虽然我们看不见，但是阳光中有一种光线叫作紫外线。正是紫外线把皮肤晒伤，使皮肤变得红肿。

被强烈的阳光照射太久时，我们的身体为了吸收紫外线和保护皮肤，会生成很多的黑色素。所以皮肤就会变黑。

被阳光晒黑时皮肤发痒，是因为皮肤被紫外线晒伤后发生了炎症。严重的话还会起水疱。

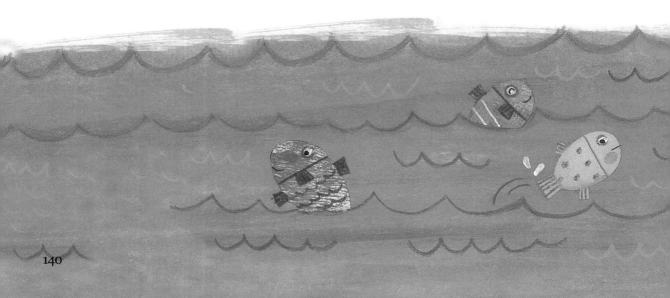

即使是乌云密布的天气，皮肤也会被晒黑。

因为紫外线是可以穿透云层的。在寒冷的冬天里坐雪橇时，皮肤也会稍稍变黑一些。那是因为我们的皮肤也可以被雪或是水反射的阳光晒黑。

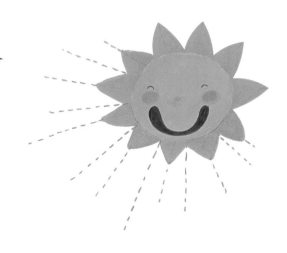

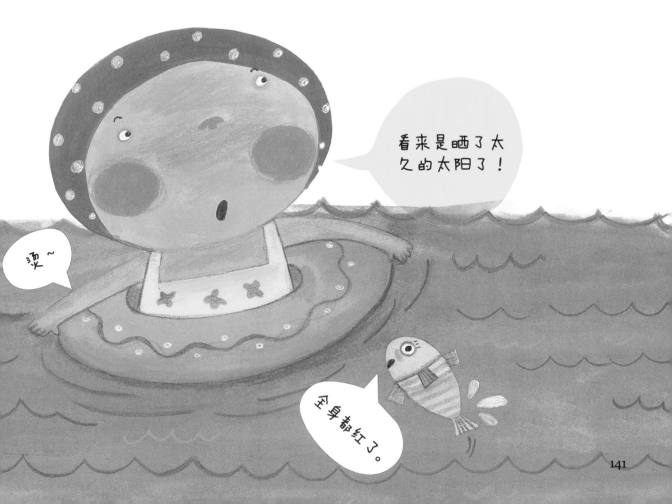

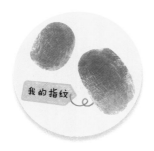

我的指纹

为什么有指纹？

在我们手指的末端，有好多长得各不相同、凹凸不平的纹路。这些就是指纹了。当我们还在妈妈肚子里的时候，指纹就已经长出来了。指纹是由皮肤表面的毛孔连接而形成的。

每个人的指纹都不一样。即使是双胞胎，两个人的指纹也不同。指纹可以帮助我们在拿东西的时候不手滑。我们有触觉，也多亏了指纹的存在。

脚掌上的纹路可以使我们走路时脚不滑。

除了我们人类之外，像大猩猩、黑猩猩这些用手来拿东西的动物也是有指纹的。

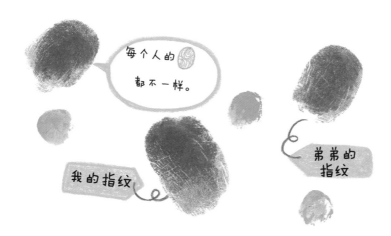

每个人的都不一样。

我的指纹

弟弟的指纹

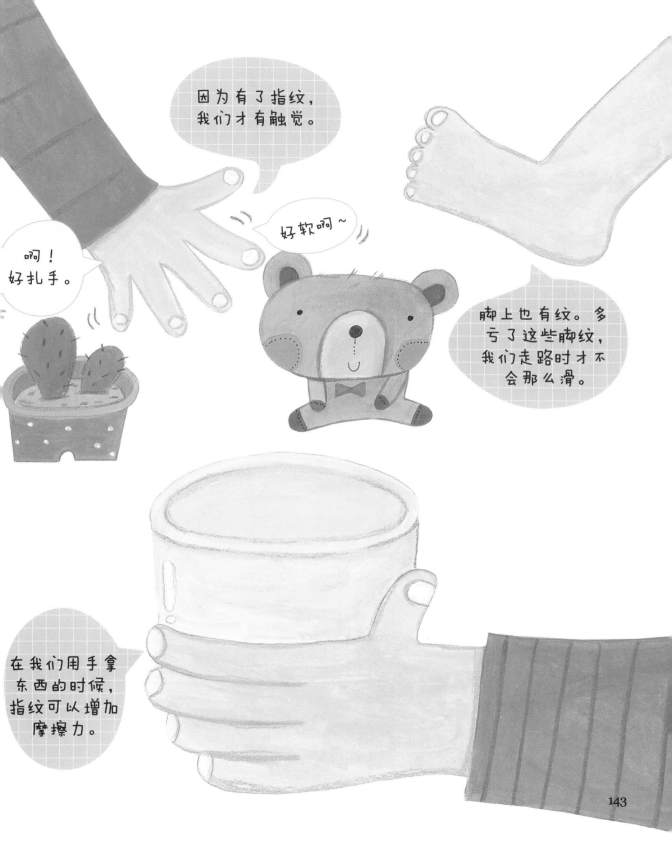

143

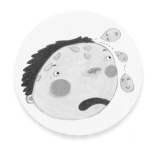

为什么会流汗？

当我们认真做运动时，身体会变得越来越热，同时也会流出汗水。夏天天气特别热的时候，我们即使不动，汗水也会自动地流出来。

身体的温度升高，汗水就会流出来。汗水在皮肤深处的汗腺中形成，然后从毛孔处流出来。**流出来的汗水在蒸发时，会带走身体的一部分热量，身体也就凉快下来了**。我们的身体就是这样把体温控制在一定的范围之内的。

对了，我们身体出汗最多的地方是额头。因为额头上的汗腺数量最多。

知识拓展

汗水的99%是水。所以出了太多汗时一定要多喝水。流汗的时候，我们身体里的代谢废物也会一起被排出体外，因此适当地流汗对身体非常好。

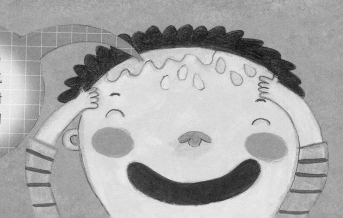

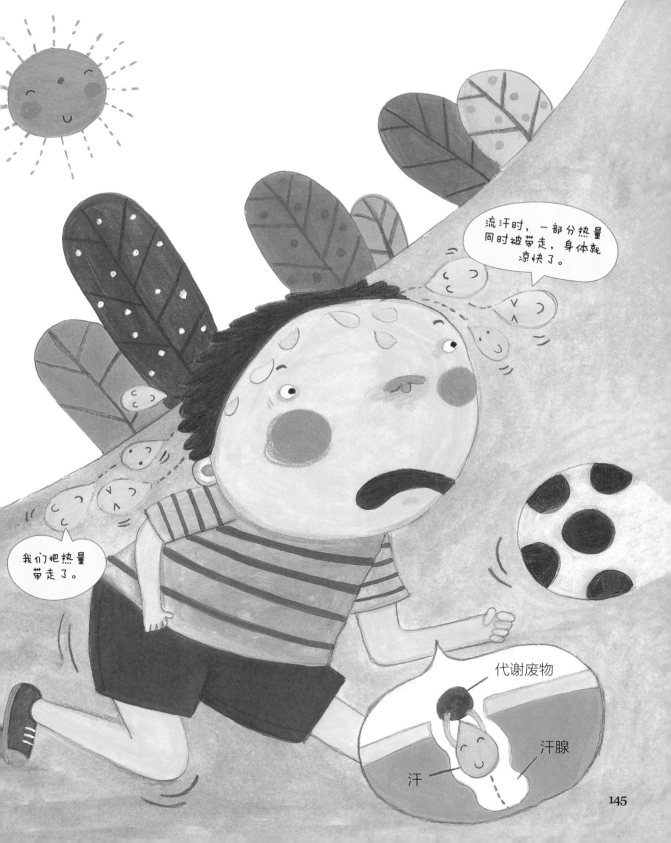

145

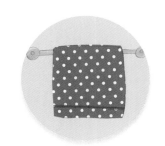

为什么皮肤上会长皱？

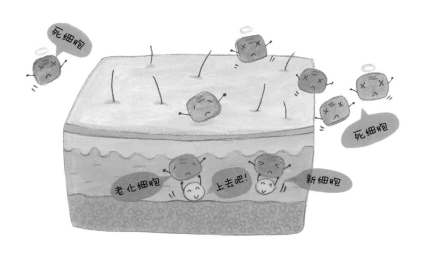

皮肤在不断生成新细胞的同时，也会把老化细胞推向皮肤外部。这时候，老化的皮肤细胞无法再得到营养和氧气，就会死亡。死细胞会转化为角质层。所以说，**皮肤的最外层是由死细胞组成的角质层**。我们洗澡的时候搓下来的污垢，就是这些死细胞。

角质层虽然是由死细胞组成，但对我们的身体来说是必要的。它可以阻止有害的病菌进入皮肤，还可以防止水分的流失。对了，我们的皮肤里还有很多对身体有益的细菌，如果洗澡时搓得太狠，这些细菌也会被搓掉，对身体是没有好处的。

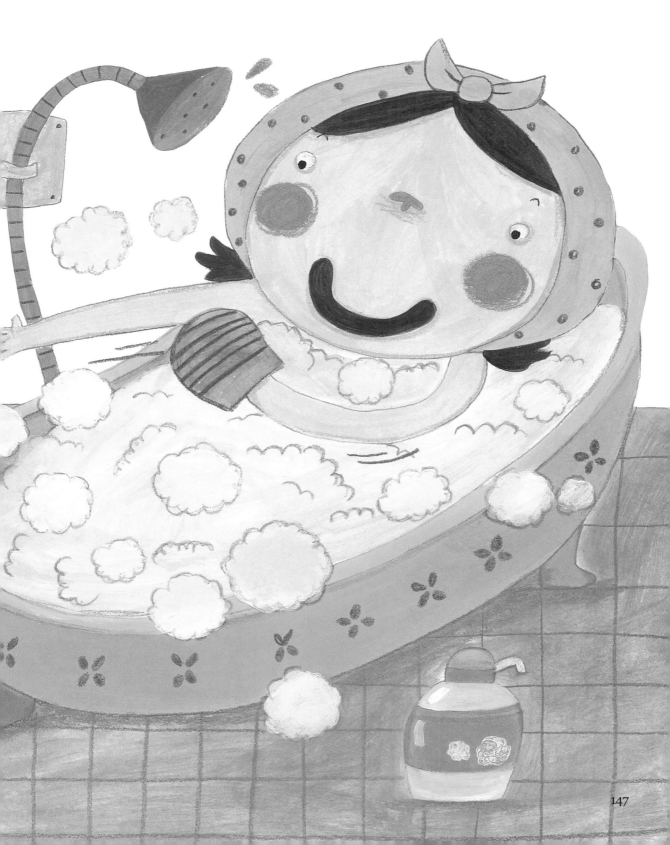

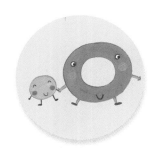

为什么皮肤被磕碰了之后会淤青？

皮肤下面布满了纤细的毛细血管。当我们撞到什么时，被撞到的地方毛细血管破裂，血从中流出，在皮肤下面扩散，就形成了淤青。

那么为什么流血形成的淤青不是红色的，而是青紫色的呢？

血液中的红血球里含有一种叫作血红蛋白的红色色素。血红蛋白遇到氧气时，呈现为鲜红色；失去氧气时，呈现为暗红色。毛细血管破裂后流出来的血没有办法再接收到氧气，所以是暗红色的。再透过皮肤，它看起来就像是青紫色的了。

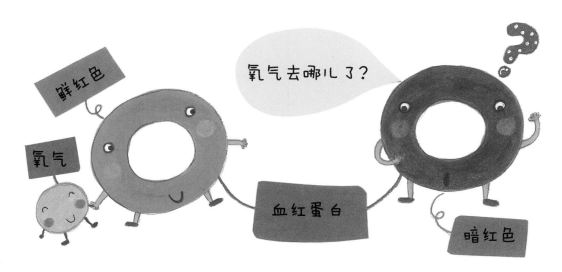

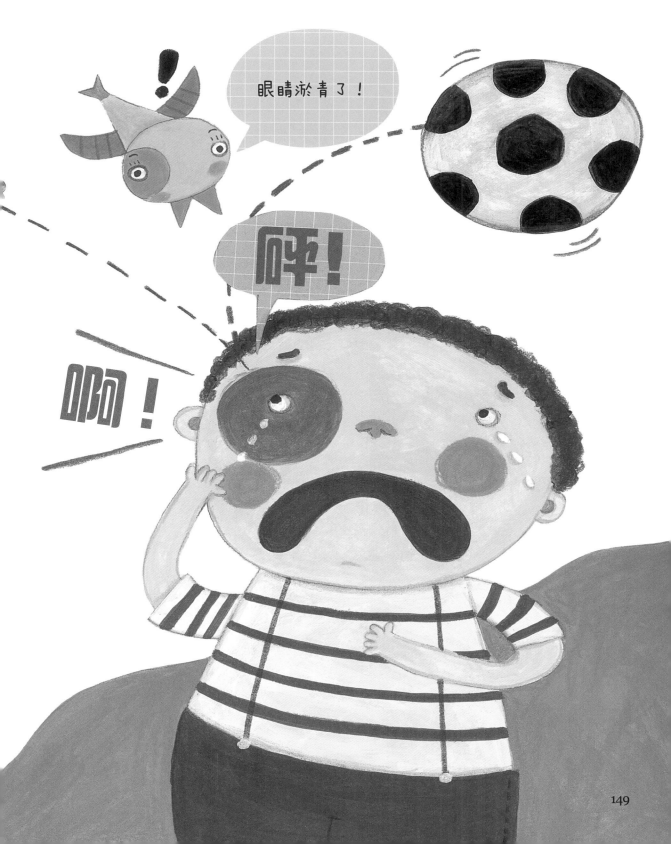

149

 # 老了之后为什么会长皱纹？

我们的皮肤里有弹性纤维。年轻的时候，弹性纤维的弹性非常好，所以皮肤饱满而柔软。但是，随着年龄的增长，蛋白质和水分不断流失，弹性纤维的弹性变弱。皮肤会变得粗糙、没有弹性。所以，上了年纪之后人会长皱纹。

另外，虽然我们平时不太感觉得到，但事实上我们一直在受地心引力的拉扯，所以我们的肉都是下垂的。再加上在几十年的时间里，我们的脸一直或哭或笑或皱眉，反复做着各种各样的表情。所以，不知不觉中，在眼角、嘴角、额头，就长出了皱纹。

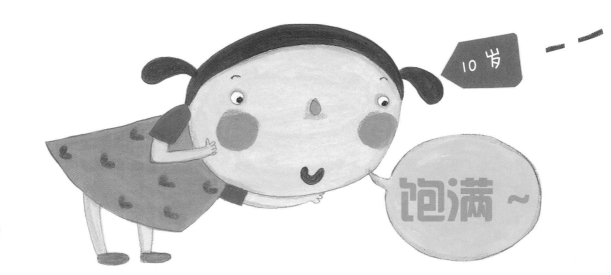

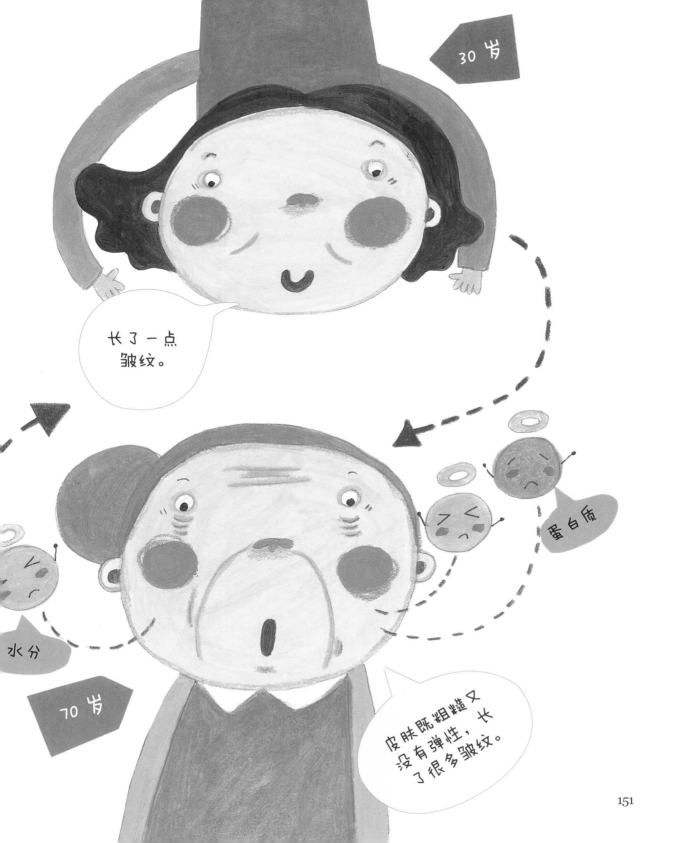

151

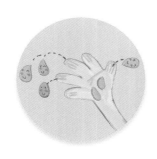

洗澡时间长了，为什么皮肤会变皱？

在水里泡的时间长了，水渗进皮肤最外层的角质层，皮肤会肿胀。然而，人从水里出来后，这些水分重新被排出体外，原来肿胀的皮肤就会变得皱巴巴了。

手指和脚趾的角质层比其他地方的更厚，吸收的水分也更多，所以会变得更加皱巴巴的。

比起在河里或大海里游泳，洗澡的时候皮肤更容易变皱，那是因为水越热，皮肤就肿胀得越快。

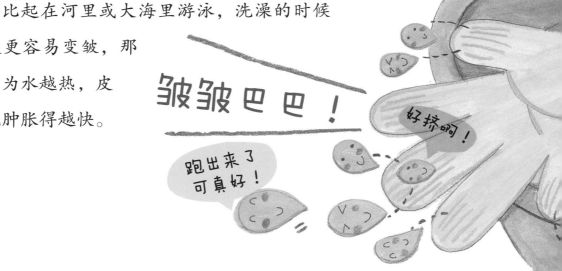

皱皱巴巴！

好挤啊！

跑出来了可真好！

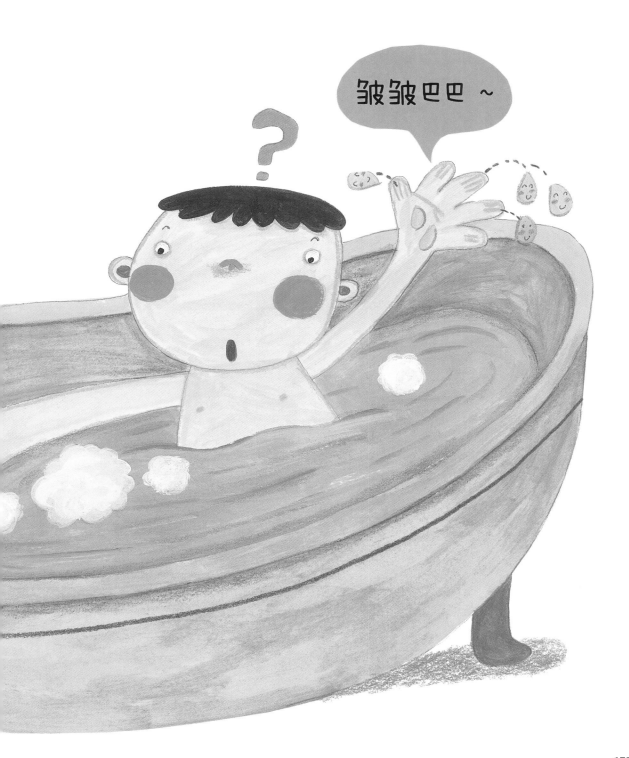

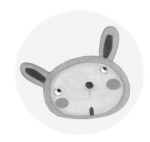

为什么会起鸡皮疙瘩？

不论是夏天还是冬天，我们的身体都努力维持着一定的体温，即 36.5 摄氏度左右。寒冷的冬天里，我们会起鸡皮疙瘩，也是我们的身体**为了不让热量流失**而做出的努力。

冷的时候，汗毛根部的肌肉收缩，同时拉动汗毛根部。这时汗毛根部竖起，旁边的皮肤上有小颗粒凸起。这就是鸡皮疙瘩了。汗毛竖起时，汗毛与汗毛之间可以形成温暖的空气层，起到保温的作用。

相反，夏天的时候，汗毛平趴在皮肤上。这样，温热的空气就没办法附着在汗毛上，可以让身体更凉快。

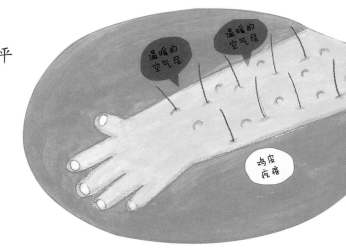

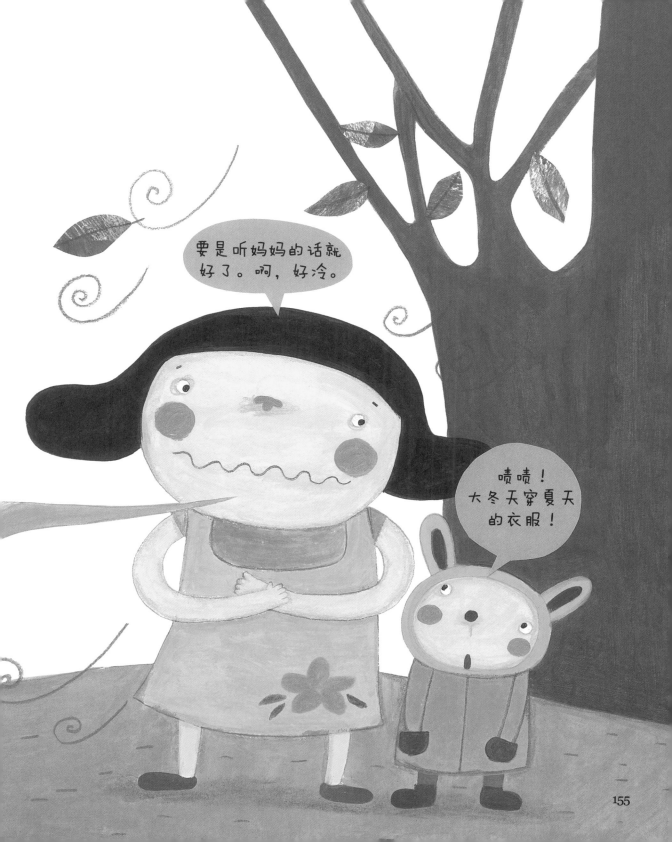

155

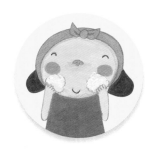

为什么会长痘痘？

　　皮肤的表面有一层薄薄的皮脂膜。皮脂如果一次性分泌过多而无法正常排出皮肤，积聚在一起被细菌感染的话，就形成了痘痘。青春期时，人特别容易长痘痘，就是因为这个时期皮脂分泌太多。

　　痘痘一旦长出来就不好去掉了。如果用不干净的手挤痘痘的话，会引起细菌感染，最后会留下疤痕。所以，在没长痘痘的时候，一定要把脸洗干净。而且，要少吃油腻的、含糖量高的食物，多吃新鲜的水果和蔬菜，保证充足的睡眠，这样才能防止长痘痘。

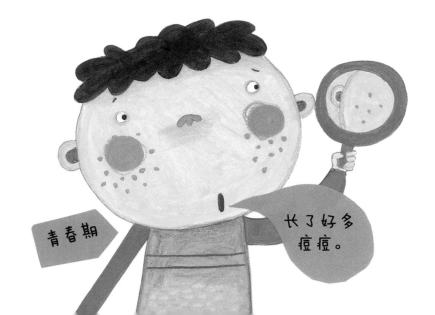

青春期

长了好多痘痘。

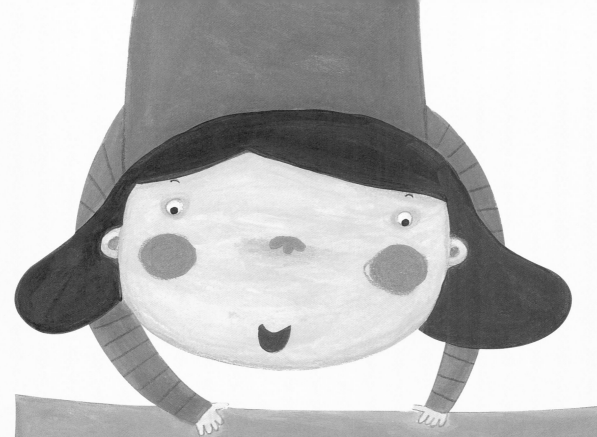

想要预防痘痘的话？

好好洗脸~

吃新鲜的
蔬菜和水果~

好好睡觉~

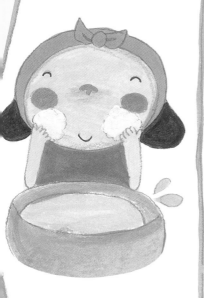

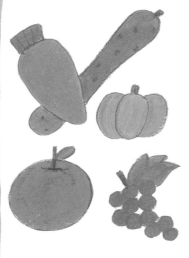

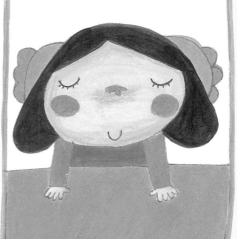

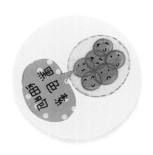

为什么会长痣和雀斑？

当我们的皮肤里形成了太多的黑色素细胞时，就会长痣。黑色的痣长在皮肤表面，但褐色和青色的痣长在皮肤深处。

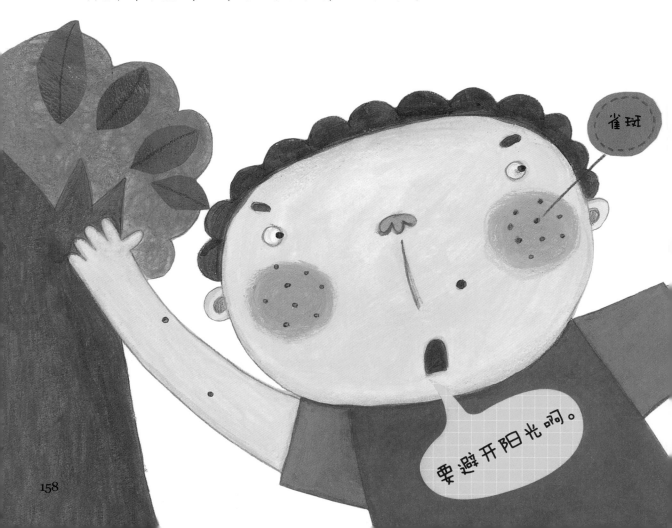

雀斑是痣的一种，也是由于黑色素在一个地方过多沉淀而形成的。雀斑一般长在常被日光照射的部位，但是痣在全身各个地方都可以长。

　　雀斑和痣都是被阳光晒得越多，颜色就越深，长得也越多。注意防晒，多吃新鲜水果的话，对防止长痣和雀斑有一定的作用。但是，黑色素细胞是遗传性的，所以如果父母的雀斑较多的话，孩子长雀斑的可能性就比较大。

痣的颜色会变深！

我会让人长更多的痣和雀斑！

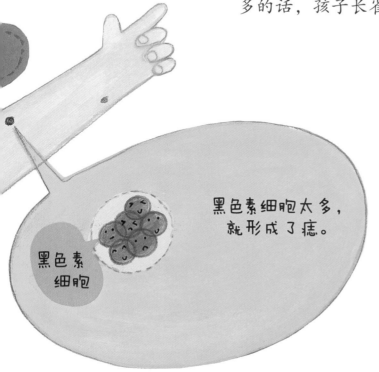

黑色素细胞

黑色素细胞太多，就形成了痣。

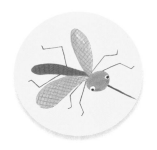

被蚊子咬了之后
为什么会痒？

咬人的蚊子都是母蚊子。为了让自己的卵能够发育，母蚊子就去吸人类和动物的血。蚊子吸血的时候，它的唾液进入我们的身体。蚊子唾液中含有一些阻止血液凝固的成分，所以血在到达蚊子的胃之前都不会凝固。

但是，当蚊子的唾液这样的异物进入我们的身体时，名叫组织胺的物质会被释放出来，白细胞也会被召唤出来。这时，皮肤就会红肿发痒。如果用手去挠被咬的位置，旁边的皮肤里也会释放出组织胺，那么皮肤就会红肿发痒得更厉害。

化妆品的味道真好闻~

知识拓展　蚊子尤其喜欢体温高和皮肤潮湿的人。所以小朋友们更容易被蚊子咬。另外，蚊子还喜欢追着汗味跑。所以，想要让蚊子不咬自己，就一定要好好洗澡哦！

啊，汗味好香。

嗡！

挠挠～

啊，好痒啊！

161

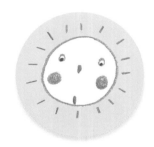

为什么会起水疱？

　　皮肤分为上层的"表皮"和下层的"真皮"。平时，表皮和真皮是紧紧地贴在一起的。但是有的时候，表皮和真皮也会分开，就是在起水疱的时候。

　　当我们轻轻碰一下烫的东西时，皮肤会变红。但是，当我们被严重烫伤时，被烫的部位会肿起来。那是因为表皮与真皮分离开来，血液中的"液体"注入两者之间，形成了一个"水袋子"，这个水袋子就是水疱。如果随意弄破水疱的话，对身体是有害的。细菌一旦进入，伤口就会变得更加严重。

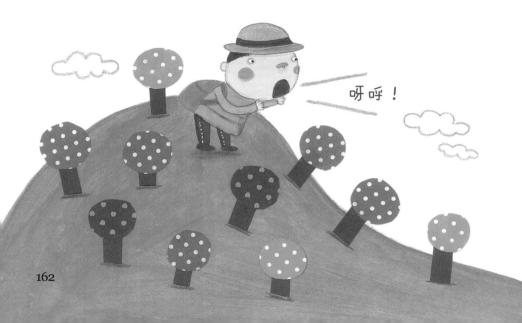

呀呀！

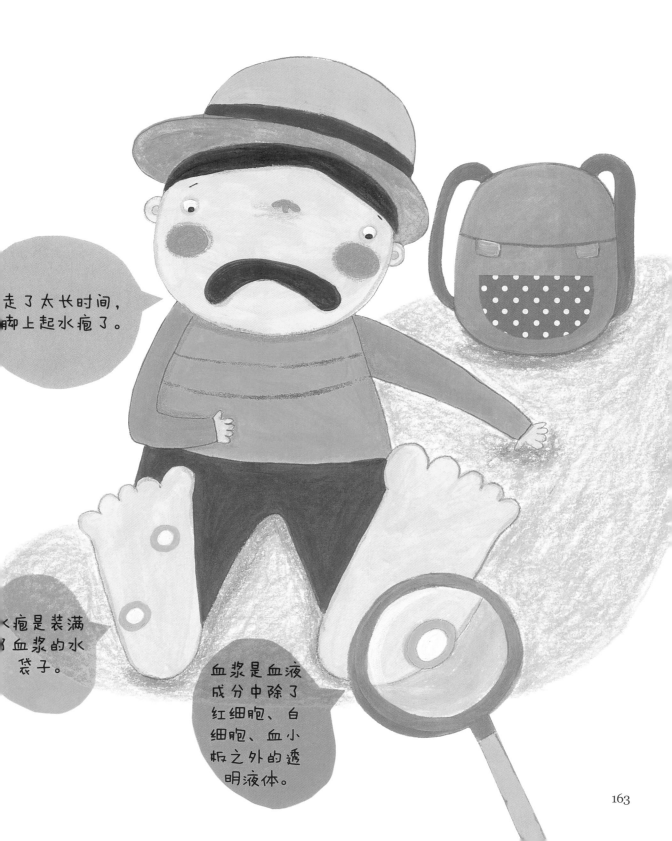

163

女人为什么不长胡子？

　　据说女人也有长胡子的。女人的胡子只是长得不明显，并不是完全不长。再加上女人的胡子又细又短，所以用眼睛看不太清楚。胡子的生长和荷尔蒙有关。男性荷尔蒙促进胡子和汗毛的生长，但是会阻碍头发的生长。相反，女性荷尔蒙促进头发的生长，但是会

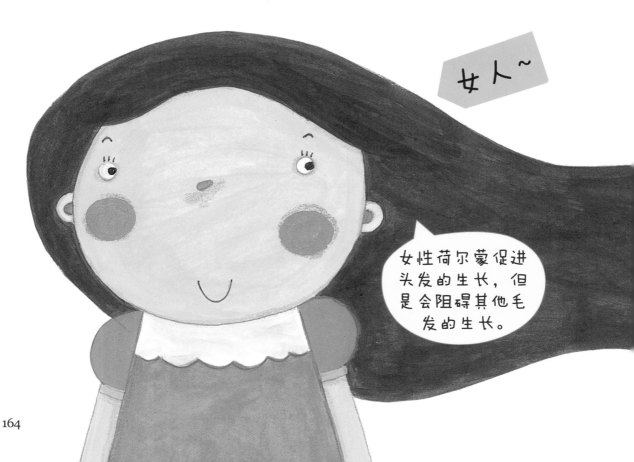

阻碍其他毛
发的生长。

　　胡子在早
上 8 点 到 10 点
之间长得最快，
而且夏天比冬天
长得更快。夏
天时，皮肤的
血液循环更活跃，
所以就为促进毛发生长的
细胞提供了更多的养分。

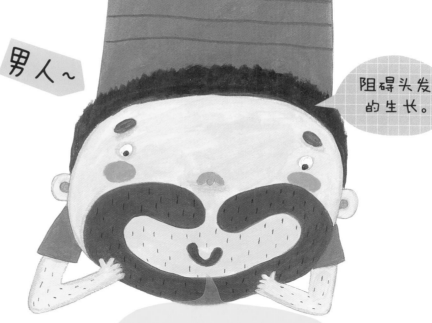

男人~

阻碍头发
的生长。

男性荷尔蒙促进胡子和
汗毛的生长。

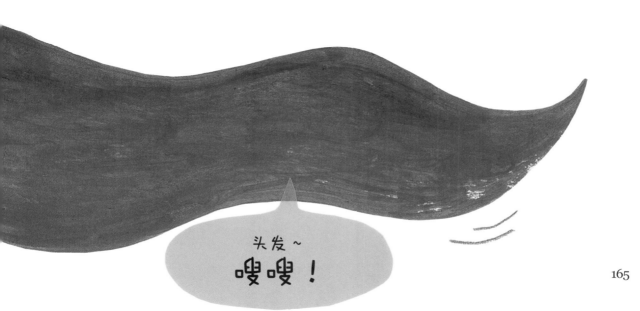

头发~
嗖嗖！

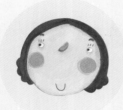

为什么女人比男人更抗冻？

　　人身体的皮肤下面，有一个脂肪层，叫作皮下脂肪。皮下脂肪把身体摄取养分后剩余的部分储存起来，当身体需要时，或者在维持体温时使用。

　　一般来说，身体上毛发较多的动物皮下脂肪都不太发达，而毛发较少的动物皮下脂肪很发达。另外，女人比男人的皮下脂肪更厚。成年人比小孩子的皮下脂肪更厚。所以，天气冷的时候，比起男人来说，女人的身体更不容易流失热量。所以女人比男人更抗冻。

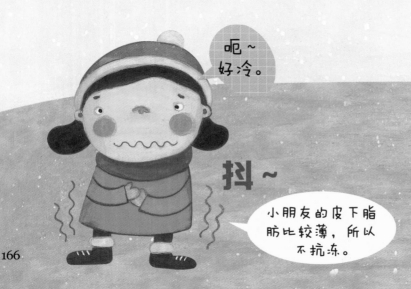

呃~
好冷。

抖~

小朋友的皮下脂肪比较薄，所以不抗冻。

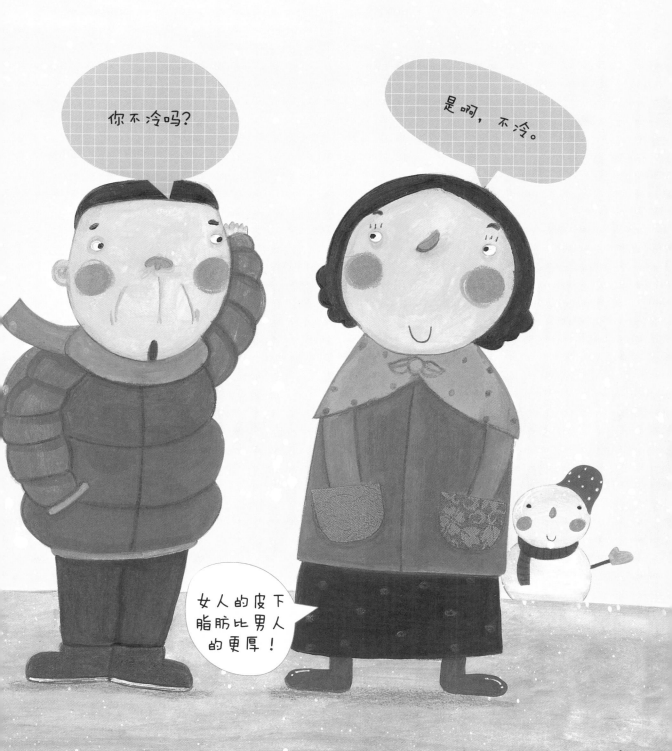

167

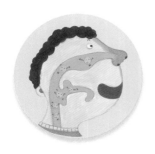

男人的嗓音为什么
比女人的粗?

我们的咽喉有两条向下的通道。一条是食物走的"食道",另外一条是鼻子和嘴部进入空气走的"气管"。

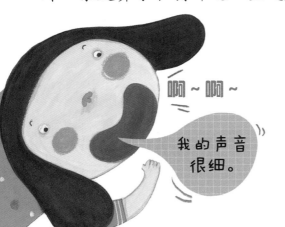

啊~啊~

我的声音很细。

气管的入口是"喉头",嗓音就是从这里形成的。

人想发出声音的话,需要呼气。而气体出来的时候,触碰到喉头里的"声带",声带振动发出声音。

男人的嗓音更粗,是因为比起女人来,男人的喉头更宽,声带也更长。声带越长,嗓音越粗。声带越短,嗓音越细。

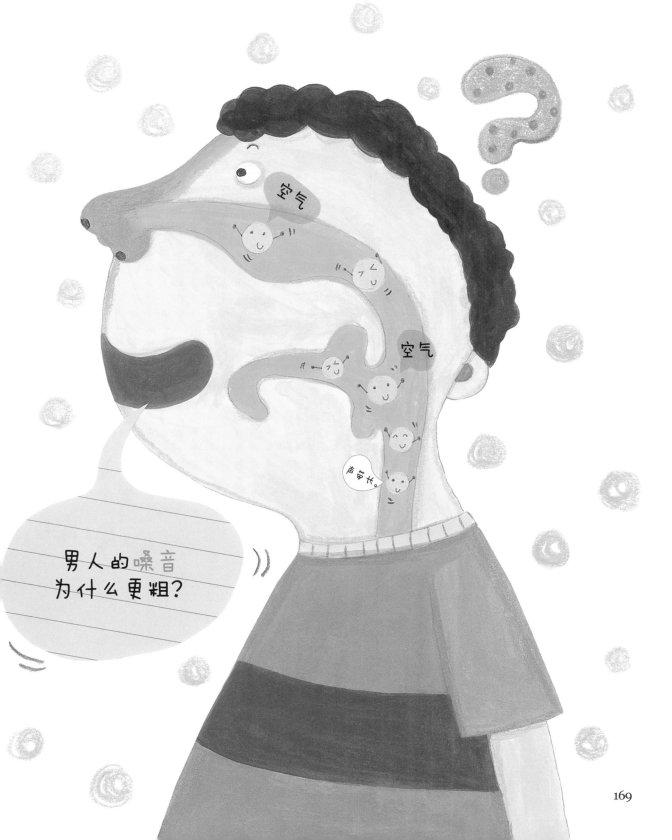

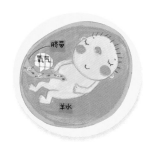

胎儿在妈妈肚子里的时候是怎么呼吸的？

　　胎儿在妈妈肚子里时，生活在一种叫作"羊水"的温热液体中。这个阶段，胎儿自己既没办法吃东西，也没办法用鼻子呼吸。胎儿通过一条叫作脐带的管道来获得养分和氧气。所以，脐带可以说是胎儿的生命线。

　　脐带的两端，一端连着胎儿的肚脐，另一端连着胎盘。

　　妈妈的血液通过胎盘向胎儿提供必需的营养物质和氧气，反过来，胎儿产生的代谢废物和二氧化碳通过脐带进入妈妈的血液。

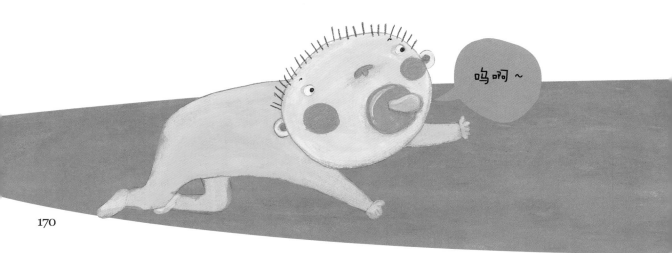

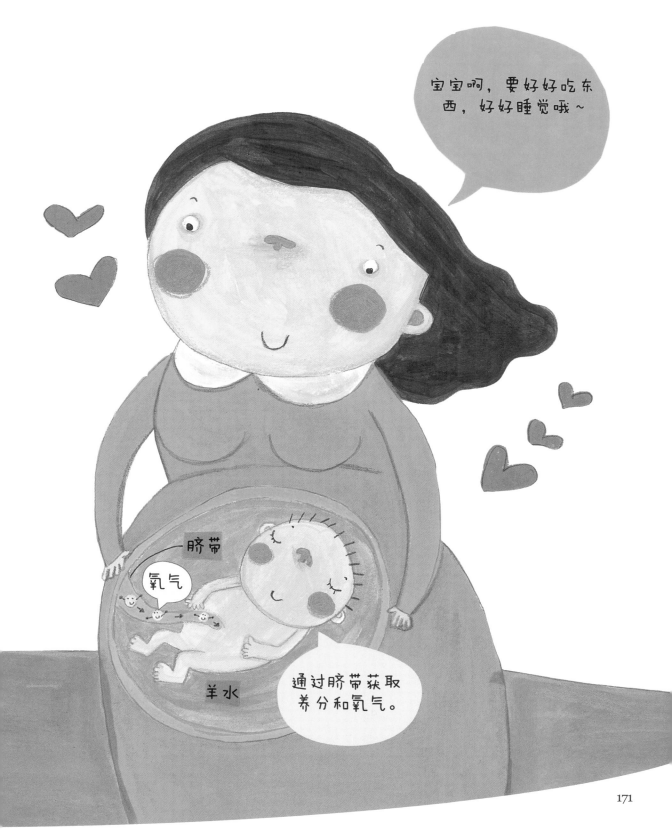

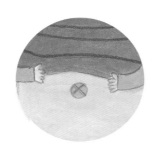

为什么有肚脐?

肚脐是脐带曾经存在过的痕迹。脐带是胎儿在妈妈肚子里的时候用来给胎儿提供养分和氧气的长长的管道。

孩子出生之后开始用肺呼吸,脐带就没有用了。所以脐带只留下一点,大部分被剪掉。出生 10 天左右时,留下的一点脐带也会脱落,肚脐就关闭了。

肚脐一般是从肚皮上凹陷下去的,但是偶尔也有人的肚脐是凸出来的。

出生之后

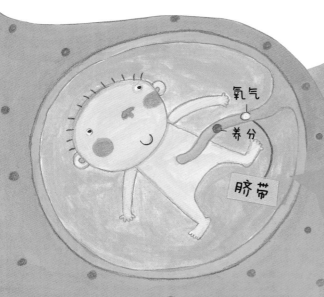

氧气

养分

脐带

在妈妈肚子里的时候,通过脐带获取养分和氧气。

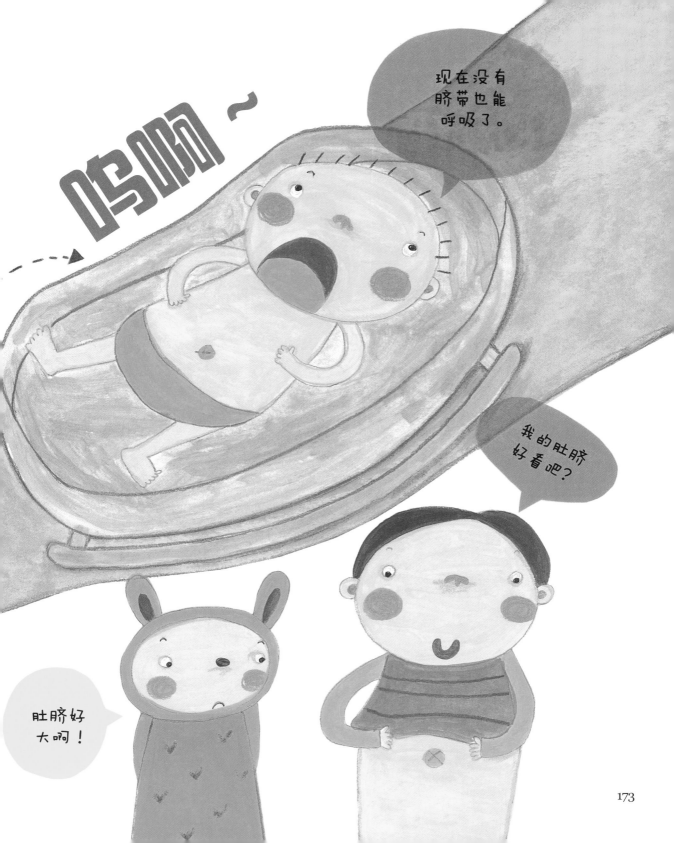

173

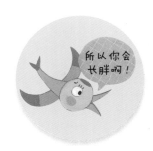

所以你会长胖啊！

为什么喝碳酸饮料容易长胖？

我们如果光吃不运动的话，从食物中获取的能量就不能全部消耗掉，从而产生剩余。**这些剩余的能量被我们的身体储存在皮肤下面的脂肪里，等以后需要的时候再拿出来使用。**这样人就长胖了。

尤其是脂肪含量高，或者像碳酸饮料一样含糖量高的食物，它们的卡路里非常高，人吃了就容易长胖。另外，像方便面这样的方便食品，和汉堡包这样的快餐，虽然吃的时候很方便，但是它们不但卡路里很高，而且糖和盐的含量也很高，很容易让人患上糖尿病、高血压等疾病。

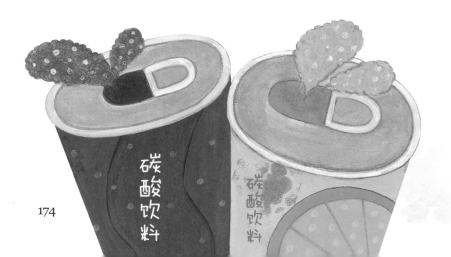

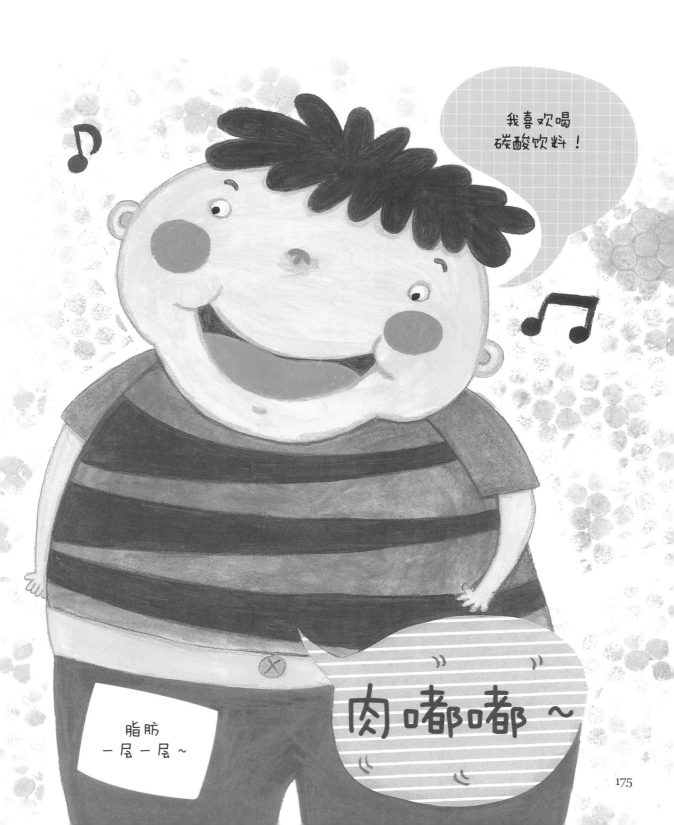

175

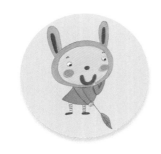

为什么挠自己痒痒时不痒？

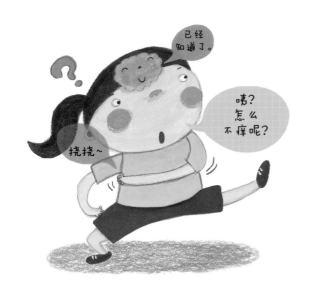

我们身体有一些地方比别的地方更怕痒。比如腋窝、腰、肋骨、脚心、手心等。这些部位是我们身体上相对薄弱的部分，所以在受到外部的刺激时，会发痒，身体为了保护它们就会自然地躲避。

也就是说，怕痒是我们身体本能的防御性行为。甚至其他人假装要挠我们痒痒，我们也会觉得痒。

但是，如果自己挠自己痒痒的话，**大脑已经清楚地知道会在哪个时间、哪个地方挠**，所以完全不会痒。与此相反，如果我们的眼睛被蒙住，那在被别人挠痒痒的时候会痒得更厉害。因为全身的注意力都集中在那个位置，所以会更敏感，反应更剧烈。

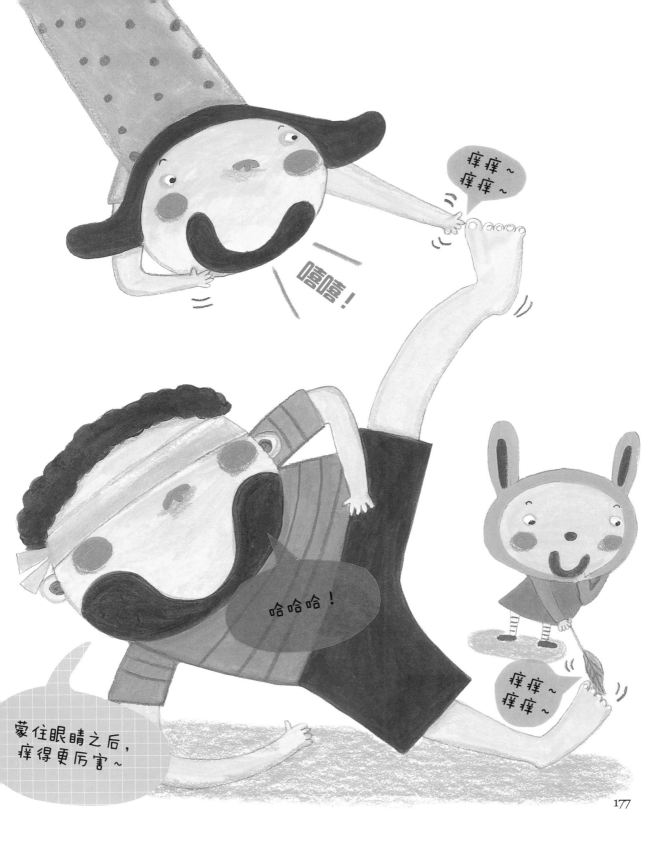

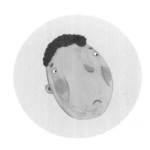

为什么营养不良的小朋友，肚子反而很大？

人要想身体健康，必须均衡地吸收各种营养。如果身体没有正常地摄取养分，那身体里的细胞就会开始萎缩。所以，那些营养不良的孩子会瘦成皮包骨。

但是，他们的肚子反而会凸出来。这种现象叫作"营养不良性浮肿"，是血液中的蛋白质不足引起的。

因为蛋白质有吸住液体，并将其保留在血管里的作用，营养不良的小朋友蛋白质不足，不能很好地吸住液体，液体就会从血管里

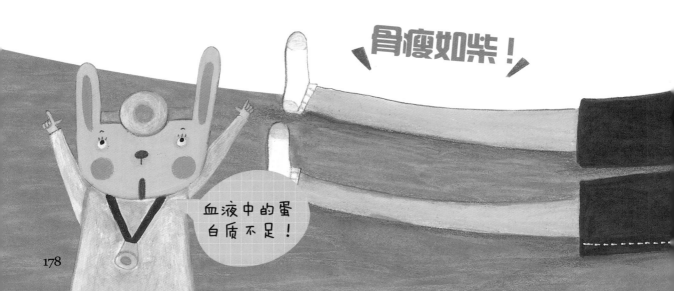

骨瘦如柴！

血液中的蛋白质不足！

流到身体组织中，不断淤积，组织就会肿胀，所以，
肚子从外面看就凸起了。

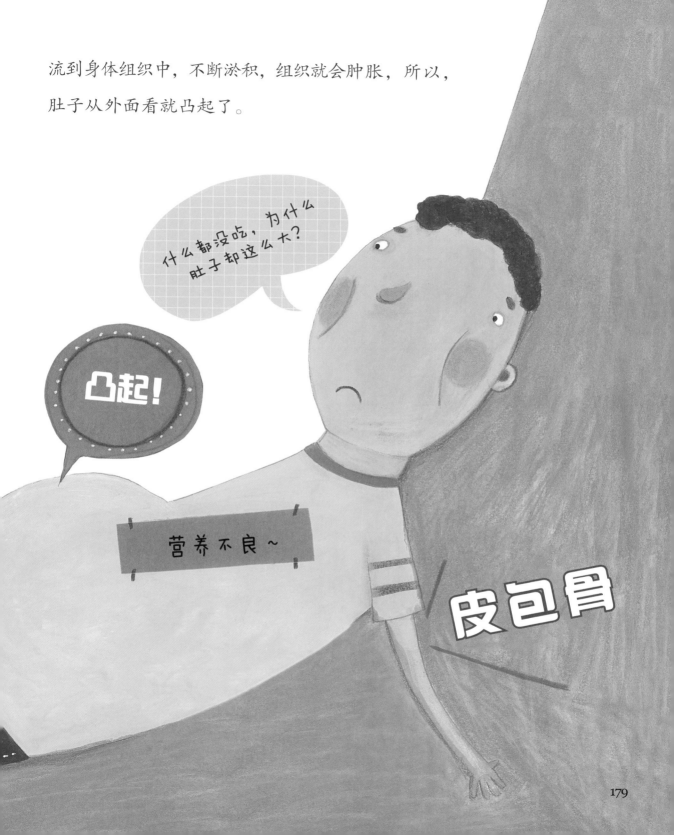

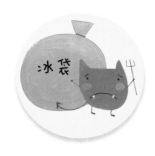

生病时为什么会发烧？

健康的人，体温一直保持在 36.5 摄氏度左右。

但是，当细菌侵入身体时，为了和细菌作斗争，我们身体的温度会上升。因为大部分的细菌在高于我们正常体温的环境下是没办法存活的。所以，生病的时候我们会发烧。而且，当我们的身体被细菌侵入时，血液中的白细胞会站出来与细菌斗争，此时发烧会让细菌变弱，这样白细胞打起仗来就更容易了。

发烧之后，我们在好转的过程中会流汗。那是因为在杀死了细菌之后，之前升高的体温要重新回到正常的体温，汗水变干的同时身体的热气也一起被带走了。

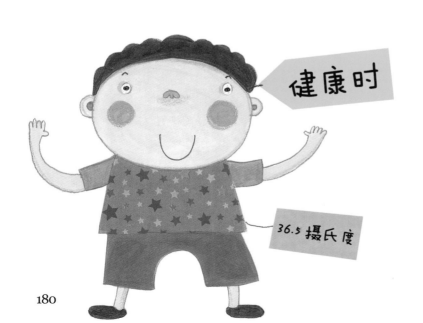

健康时

36.5 摄氏度

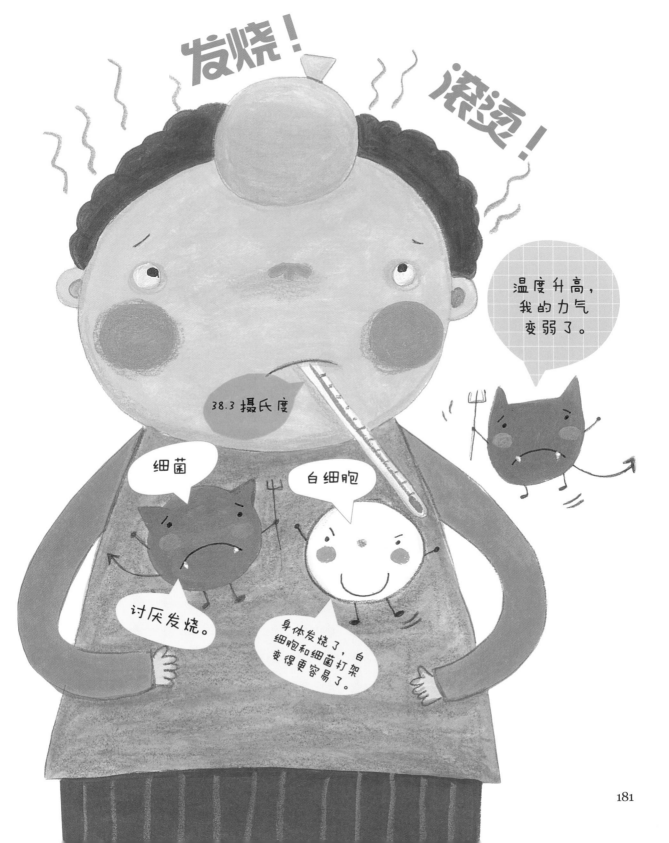

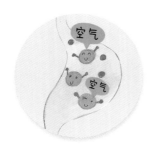

吃了饭为什么会犯困？

　　我们吃东西的时候，胃是非常忙碌的。为了消化食物，它要不停地蠕动。而且，它还要把与胃液充分混合之后的食物一点一点地送往小肠。

　　想要这样活跃地工作，胃就需要更多的氧气和养分。那么，血液就会涌向胃部，把它所需要的氧气和养分传递过去。而流向大脑和身体其他部分的血液就变少了。这样大脑就不能获取充分的氧气和养分，所以大脑就会感到疲劳，活动变得迟缓，人就开始犯困。

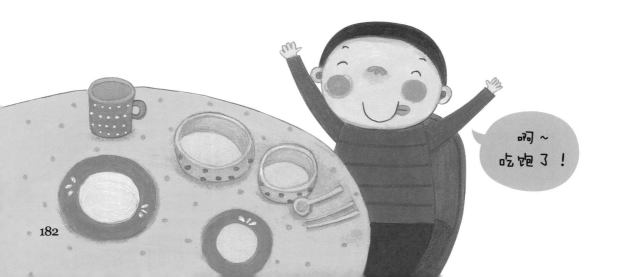

啊～
吃饱了！

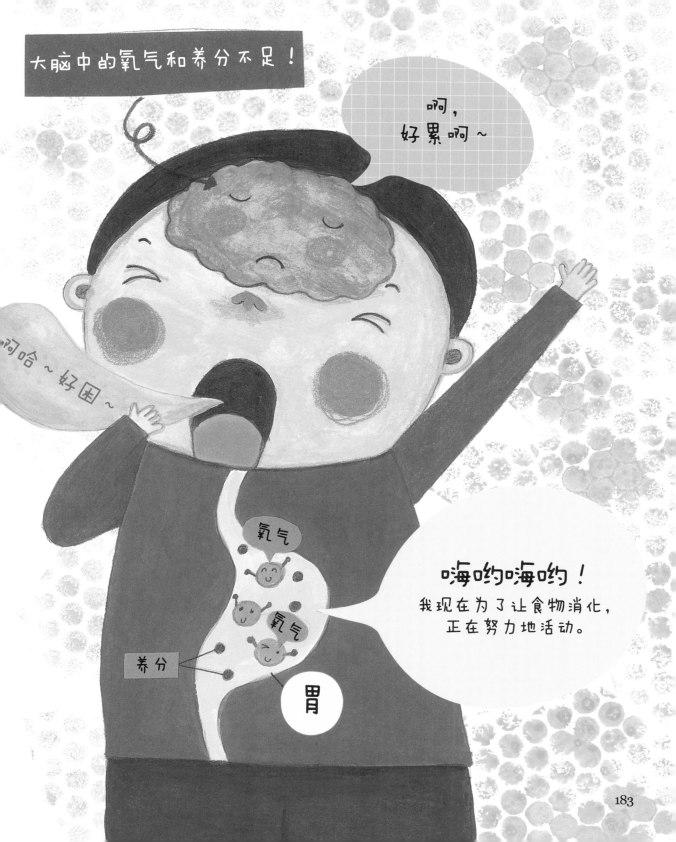

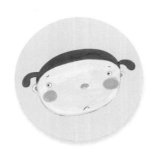

不吃东西的话
人可以活多久？

　　我们想要活下去的话需要很多种养分。人是通过吃东西来获取身体所必需的营养的。不吃东西的话，人没有办法健康地活下去。但也不是说，不吃东西马上就会死。幸运的是，人的皮肤下面有一层皮下脂肪，可以提供养分。所以，即使不吃东西只喝水，最多也能活1个月左右。当然，这只是极限性的研究，小朋友们可千万不

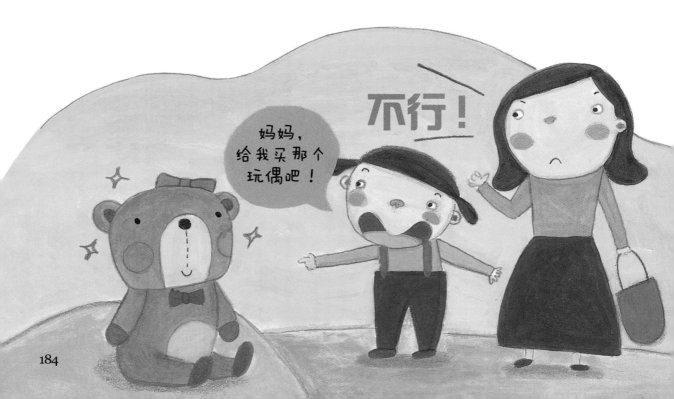

妈妈，给我买那个玩偶吧！

不行！

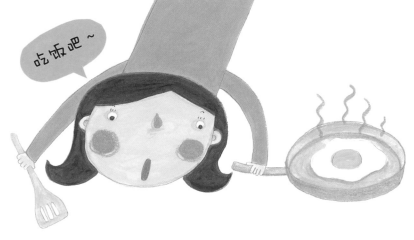

能不吃东西哦!

　　但是,人如果不喝水的话,最多只能活1周左右(这也只是极限性的研究,不要模仿)。因为即使在我们一动不动只呼吸的时候,身体的水分也会从呼吸道、皮肤及尿液中流失。小朋友们一定要记得喝水哦!

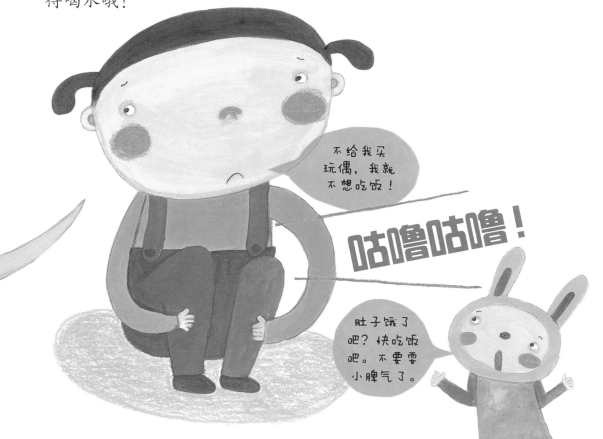

应急处理常识

流鼻血了！

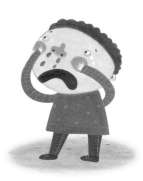

用棉球或纱布堵住鼻子，按压鼻梁两侧来止血。这时，头要向前轻轻低下，这样鼻血才不会流进肺部。

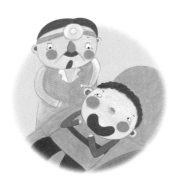

虫子进耳朵里了！

用手电筒照耳朵，这样虫子就会顺着灯光出来了。如果是死虫子进了耳朵，往耳朵里倒一两滴油，再把耳朵向下倾斜。

腿被毒蛇咬了！

为了防止毒素扩散，要把包括被咬位置的整条腿用止血绷带绑紧，去医院接受治疗。消毒时一定不要用酒精，因为酒精反而会加速毒素的扩散，使情况恶化。另外，如果用冰块来擦拭伤口的话，伤口可能会溃烂。

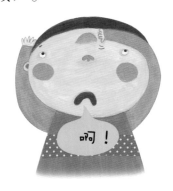

被蜜蜂蜇了！

尽快想办法把留在皮肤里的蜂刺去除，再对伤口进行冷敷。如果出现呼吸困难等症状，一定要马上去医院接受治疗。

脚崴了！

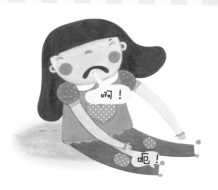

首先，用冷敷的方法减轻疼痛，如果怀疑是骨折的话，那么就要在固定好受伤部位之后，马上去医院接受治疗。

被热水烫伤了！

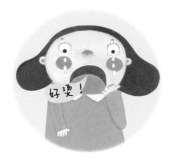

1度烫伤的情况下，首先用流动的水冲洗受伤的部位，充分为伤处降温。但是，如果烫伤的面积很大，冲水的话可能会引发低体温症，进而威胁到生命。如果起了水疱，一定不要弄破，要马上到医院接受治疗。

全身抽搐！

收起周围的危险物品，把患者的头偏向一侧，以防呕吐物进入肺部。想要让抽搐停下来，不能强制性地按压身体，一定要去医院接受治疗。

吃了有毒物质！

如果患者吃了含萘等有毒物质的东西，要给患者喂温盐水，让他吐出来。但是，如果患者吃了片状或胶囊状的剧毒物质，一定不能喝水，要让患者偏向左侧躺下，抓紧时间去医院。

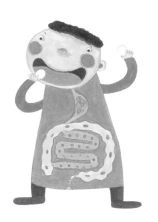

皮肤破了！

用流动的水把伤口部位清洗干净之后消毒，再贴上创可贴就可以了。但是，如果伤口很大的话，要用干净的纱布或毛巾轻轻按压止血，再去医院处理。

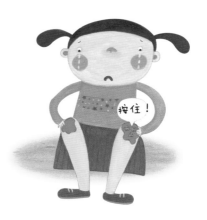

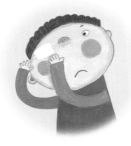

眼睛被刺伤了！

把出的血擦了之后，用纱布轻轻地捂着，去医院接受治疗。如果为了止血而用力按眼睛的话，反而会损伤眼球。

被刀划伤了！

如果只是轻微划伤，就用消毒纱布捂住伤口，按压出血部位就可以了。这时，最好让出血部位高于心脏。如果划伤比较严重的话，可能需要接受缝合手术，所以要在止血后去医院。

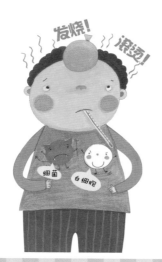

突然发烧了！

在腋窝、脚脖子、裆部等位置进行冷敷来降温，或者用温热的毛巾对全身进行按摩。如果出汗出得多的话，要经常为患者换衣服，要让他喝水补充水分。如果发烧超过39摄氏度，一定要马上去医院。